U0208641

瑜伽与
身心智慧

[澳] 戴维·穆尔————著

王盈————译

通过亚历山大技巧
矫正旧习、提升表现

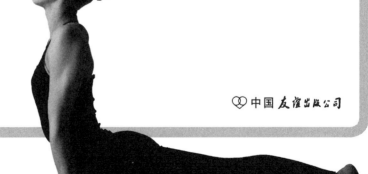

中国友谊出版公司

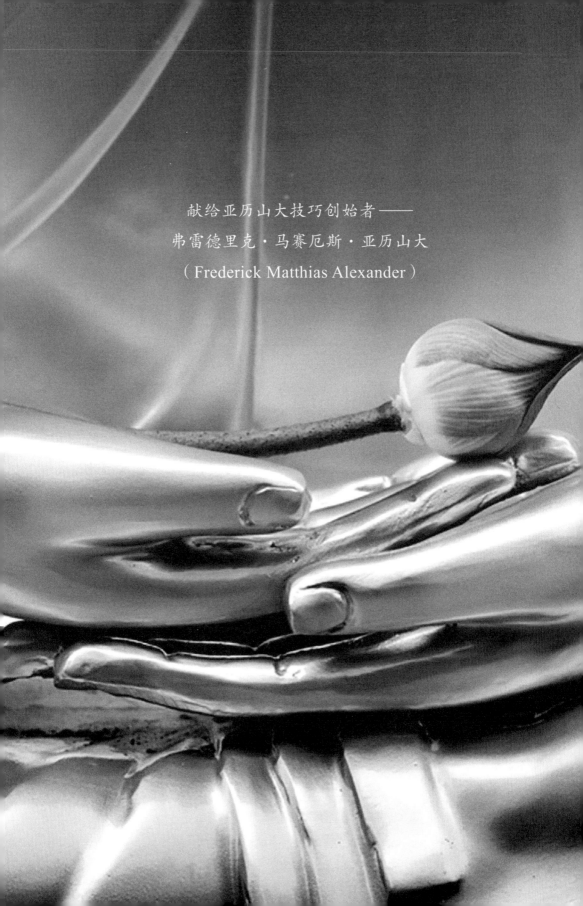

献给亚历山大技巧创始者——

弗雷德里克·马赛厄斯·亚历山大

（Frederick Matthias Alexander）

免责声明

书中信息仅供一般参考使用。在实施书中提出的任何建议之前，读者应该始终咨询医疗保健相关人士。书中信息的任何应用均由读者自行决定，并由其独自承担相关责任。

目　录

书中图片版权说明

图 19.11：Marilyn Barbone/Shutterstock

图 19.12：Piter HaSon/Shutterstock

图 19.13—图 19.17：Isobel Knowles © Einstein's Moon

第 20 章　站立体式

图 20.1—图 20.17：Isobel Knowles © Einstein's Moon

图 20.18：Michael Avery © Einstein's Moon

第 21 章　扭转体式

图 21.1：Loco Photo © Einstein's Moon

图 21.2：decade3d—anatomy online/Shutterstock

图 21.3：3DDock/Shutterstock

图 21.4：GunitaR/Shutterstock

图 21.5 和图 21.6：Mannan Rao © Einstein's Moon

图 21.7：Winthrop Brookhouse/Shutterstock

图 21.8：Pikoso.kz/Shutterstock

图 21.9：Loco Photo © Einstein's Moon

图 21.10—图 21.14：Isobel Knowles © Einstein's Moon

第 22 章　前屈体式

图 22.1：Pavel L Photo and Video/ Shutterstock

图 22.2 和图 22.3：Mannan Rao © Einstein's Moon

图 22.4 和图 22.5：© Einstein's Moon

图 22.6：Isobel Knowles © Einstein's Moon

图 22.7 和图 22.8：Irit Rozenfeld © Einstein's Moon

图 22.9：Henry Gray. Anatomy of the Human Body. American 20th Edition（1918）

图 22.10—图 22.18：Isobel Knowles © Einstein's Moon

图 22.19：wavebreakmedia/Shutterstock

第 23 章　下犬式

图 23.1：nanka/Shutterstock

图 23.2：S-F/Shutterstock

图 23.3：Isobel Knowles © Einstein's Moon

图 23.4：Irit Rozenfeld © Einstein's Moon

图 23.5：Eugene Dudar/Shutterstock

图 23.6：Irit Rozenfeld © Einstein's Moon

第 24 章　后弯体式

图 24.1 和 24.2：Mannan Rao © Einstein's Moon

图 24.3：Yana Zastolskaya/Shutterstock

图 24.4：CLIPAREA l Custom media/ Shutterstock

图 24.5—图 24.7：Isobel Knowles © Einstein's Moon

图 24.8：Aspen Photo/Shutterstock

图 24.9—图 24.18：Isobel Knowles © Einstein's Moon

第 25 章　侧弯体式

图 25.1—图 25.8：Isobel Knowles © Einstein's Moon

图 25.9：Artur Bogacki/Shutterstock

图 25.10：Isobel Knowles © Einstein's Moon

第 26 章　跪立体式

图 26.1—图 26.6：Isobel Knowles © Einstein's Moon

图 26.7：Michael Avery

第 27 章　髋关节伸展体式

图 27.1—图 27.5：Isobel Knowles © Einstein's Moon

第 28 章　倒立体式

图 28.1：John Tenniel, from Alice's Adventures in Wonderland by Lewis Carroll

图 28.2：Henry Gray. *Anatomy of the Human Body. American 20th Edition*（1918）

图 28.3：Dr. Johannes Sobotta：*Atlas and Textbook of Human Anatomy, Vol. III, Vascular System, Lymphatic System, Nervous System and Sense Organs*（1909）

图 28.4—图 28.9：Isobel Knowles © Einstein's Moon

图 28.10：来自 1926 年《瑜伽研究》（*Yoga-Mimansa*）

第 29 章　支撑体式的各种变式

图 29.1—图 29.9：Isobel Knowles © Einstein's Moon

前　言

　　我们对不同观点进行汲取与转化，是思想演变过程中不可或缺的部分。我们常常会从老师和朋友身上受到许多宝贵的启发，包括某种理论、技术、步骤、工作组织方式或行动方案等。某些思想年深月久，早已为成千上万的人所领教；某些思想新鲜出炉，我们刚好是首批吃到这块蛋糕的人。无论这些思想陈腐也好，新颖也罢，一旦我们理解了这些思想，就会将它们归档到我们的大脑中，与原有的观点熔于一炉。于是，这些原本属于老师的思想与我们的身心同住，伴随着一呼一吸，与我们的骨骼、血肉融为一体，再次焕然一新。

　　F. M. 亚历山大为我们留下了一些奇思妙想，包括重建身心协调（心物一元）、感官知觉的运作，以及面对无尽的生存刺激时做出选择的能力——是自怨自艾还是一笑了之？颈部是僵硬还是放松？在生活中，我们是乘客还是司机？唯有把亚历山大的整套哲学思想应用在日常生活中，我们才能受用不尽——毕竟，在放松颈部这件事情上，亚历山大是无法为我们包揽代替的。我们的颈部是僵硬还是放松，自始至终都取决于自己。

　　虽说瑜伽是智慧的源泉，但只有当我们对应做出的抉择恰如其分时，才能充分体味到智慧的精髓。比如：我非要练习倒立吗？其实并不一定——倒立是好是坏因人而异，我们需要根据自身条件进行抉择。因此，唯有当我们练习的瑜伽真正适合"自己"时，瑜伽的智慧才会绵延不绝。

　　戴维·穆尔的作品目标明确，风格轻松，甚为值得一读。戴维对瑜伽的概括简洁而明朗，无论是瑜伽初学者还是资深练习者，都能从中受益。他通过质朴的语言对亚历山大技巧进行了全面且详尽的介绍。我认为本书最大的优势在于，作者在汲取和转化思想方面具有极高的水平。戴维吸纳了瑜伽和亚历山大技巧的精华之后，再将两者融为一体，独具一格。这种融合可谓别具匠心，也相当具有创新精神。希望阅读本书之后，各位读者也能加入这种创新中——汲取本书的思想，并将这些思想化为对自己积极有益的力量。为能更好地帮助读者，本书不仅提供了实用工具、趣闻逸事及精彩图片，还有一位热忱而专业的作者为您提供真诚的建议。

祝您阅读愉快！

佩德罗·德·阿尔坎塔拉

（Pedro de Alcantara）

于巴黎

2015 年 4 月

致　谢

虽然通常情况下一部作品只有一位作者，但若没有众人的启发与支持，这部作品也许永远无法诞生。本书的写作时间约为一年，但我在动笔前已经酝酿了几十年。首先，我想向长期以来一直给予我指导的老师表示感激，由于人数众多想我无法全部单独列出。在瑜伽和东方传统方面对我影响最大的老师，分别是马丁·杰克逊（Martyn Jackson）、德斯卡查尔（T. K. V. Desikachar）和克里斯托弗·蒂特马斯（Christopher Titmuss）；在亚历山大技巧方面，分别是玛乔丽·巴斯托（Marjorie Barstow）、尼利·巴桑（Nili Bassan）、凯茜·马登（Cathy Madden）和琼·克拉克（Jean Clark）。我也非常感谢杰里米·钱斯（Jeremy Chance），在他的帮助下，我在澳大利亚建立了第一所培训学校。

除了感谢我能够直接与之共事的老师之外，我还要感激许多古往今来的大师，虽然我们素未谋面，但他们的著作给予了我清晰的思路和灵感。这些著作数不胜数，本书中只能汲取其中一星半点，以作抛砖引玉之用。愿以本书献给F. M. 亚历山大。

本书能有幸完成，离不开众人的大力支持。内容编辑尼玛·莱特锡德（Niema Lightseed）针对某些枯燥乏味的表达提出了精辟的建议；文案编辑托马斯·芬尼根（Thomas Finnegan）提升了文本的流畅度；北大西洋图书公司的埃博妮·莱德贝特（Ebonie Ledbetter）为章节的排序提供了珍贵的建议；埃米·雷弗（Amy Reff）对内容精雕细琢，以使文字更为精准；费奥纳·布赖恩特（Fiona Bryant）锲而不舍地对部分章节提出了一些明智意见，还为有关呼吸和半仰卧屈膝式的章节做了一些润色；珍妮弗·凯洛（Jennifer Kellow）为第 15 章提供了十分宝贵的反馈和建议。我还要感谢对初稿部分内容提供反馈建议的人们：珍妮·瑟特（Jenny Thirtle）、温迪·史密斯（Wendy Smith）、阿莉莎·宾厄姆（Alysha Bingham）、史蒂夫·波斯基特（Steve Poskitt）和安妮·马伦（Anne Mallen）。

感谢伊索贝尔·诺尔斯（Isobel Knowles）担任了本书大部分照片的拍摄工作；同时也感谢照片中的示范者：阿莉莎·宾厄姆、史蒂夫·波斯基特、罗斯·费伦（Rose Phelan）、张玉婷（贾斯汀·张，Yu-Ting[Justine]Chang）、特雷莎·米尔斯（Teresa Meares）、丹·霍伊（Dan Hoey）、莱拉尼·伯拉（Lailani Burra）、费奥纳·布赖恩特、莱昂纳多·卡纳莱斯（Leonardo Canales）、杰克·明茨（Jack Mintz）和亚纳·博罗诺瓦（Jana Boronova）；还要感谢迈克尔·埃弗里（Michael Avery），他在极短的时间内帮助我完成了本书的最后几张照片；感激保罗·格里利（Paul Grilley）和苏茜·格里利（Suzee Grilley）慷慨地提供他们网站上的骨骼照片；也感谢琼·费希尔（Jean Fischer）为第 15 章提供了来自《最优秀的遗传素质》（*Man's Supreme Inheritance*）一书的照片。

感谢佩德罗·德·阿尔坎塔拉，他对亚历山大技巧十分了解，是该领域博学多才的作家之一。我略带忐忑地向他介绍了这本书，当得知他同意为本书叙写前言时，我感到受宠若惊。

衷心感谢亚历山大技巧学院老师们多年来的支持，其中包括里亚·苏马尔乔（Ria Soemardjo）、朱莉安娜·伊夫利（Julianne Eveleigh）、罗伯特·舒伯特（Robert Schubert）、阿莉莎·宾厄姆、迈克尔·埃弗里和马修·瓦斯利（Matthew Wasley）。特别感谢我在学院的助理主任珍妮·瑟特，她数十年如一日地支持我，并向我提出了许多睿智的建议。

最后，感谢所有的学员们，我从你们身上获益匪浅。在未来的日子里，我还将继续向你们学习！

引　言

　　在担任亚历山大技巧老师的职业生涯早期，我曾接受过电台的采访，当时的情形仍记忆犹新。那天，采访进行到四五分钟时，主持人似乎对我的表述稍感困惑，他问道："到底什么是亚历山大技巧？"于是我重新调整了表达方式，但愿我的解答消除了他的疑问。

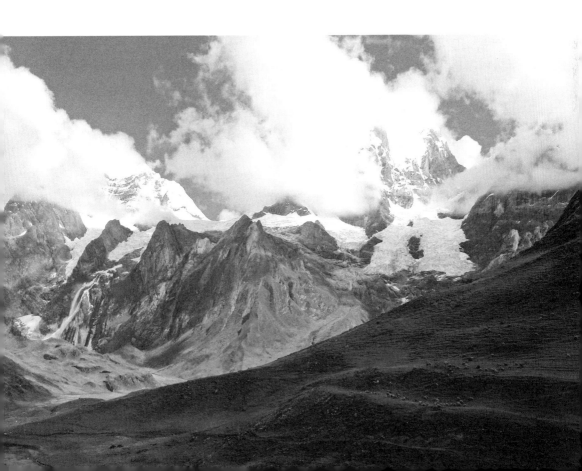

　　许多人都知道，向没有相关经验的人描述亚历山大技巧，可谓困难重重。这套技巧本身很简单，但不与某些具体动作联系起来的话，就很难表述清楚。与现代瑜伽体式练习不同，亚历山大技巧不会进行一系列的体能训练。该技巧注重的是"自我运用"，以及将练习后的意识和本书提及的某些观念应用到日常活动中，比如：练瑜伽、刷牙、走路、跑步、伏案工作、吃饭、睡觉以及任何其他日常活动。通过亚历山大技巧训练，针对一些不易被觉察的事物，人们的注意力和敏感度会得到增强。萧伯纳曾深受亚历山大本人的帮助，在谈到解释亚历山大技巧的困难时，他幽默地评价道："亚历山大呼唤着世人，想与他们共同见证这种微妙的身心变化，可惜只有他独具慧眼。"

　　因此，要想阐述亚历山大技巧，最好让人们的注意力聚焦在该技巧的功效及具体步骤上。

　　人们求助于亚历山大技巧的原因有很多。许多人想利用技巧来缓解身体疼痛，并且往往误以为亚历山大老师就是某种治疗师。尽管在老师的帮助下，练习的确会产生一定的疗效，但真正出色的老师会指导学员去提升自我运用的能力。亚历山大当初发明这套技巧，是为了解决自己的声嘶与呼吸问题。这套技巧深受演员的喜爱，被广泛应用于各种声乐演唱和舞台表演中。亚历山大技巧不仅能缓解呼吸问题和身体压力，也能有效地纾解人们的焦虑和抑郁。《把妹达人》（*The Game*）的作者尼尔·斯特劳斯（Neil Strauss），为了让情场浪子们改善自己的仪态，甚至也向他们推荐了亚历山大技巧！而运动员们发现，这套技巧不仅能使他们的专业技能更加完善，还能让他们的动作更加简洁、协调；许多瑜伽练习者也发现，这套技巧让他们增强了自我意识，对瑜伽练习很有帮助。

　　与亚历山大技巧不同的是，瑜伽在人们脑海中已经形成了特定画面。通常，这个画面中含有瑜伽的各种姿势和体式练习。但是，如果把身心修行与灵性修行喻为一座琼楼玉宇，那么这些体式练习仅能算作其中的一砖片瓦。与亚历山大技巧一样，瑜伽包含了许多精深微妙的方法，能使我们摆脱习惯的枷锁。

　　本书深入研究了亚历山大技巧及其在瑜伽中的应用，其中包括瑜伽练习及其深层含义，也包括如何在日常生活中利用瑜伽来改善我们的身心与精神层面。

第一部分

背 景

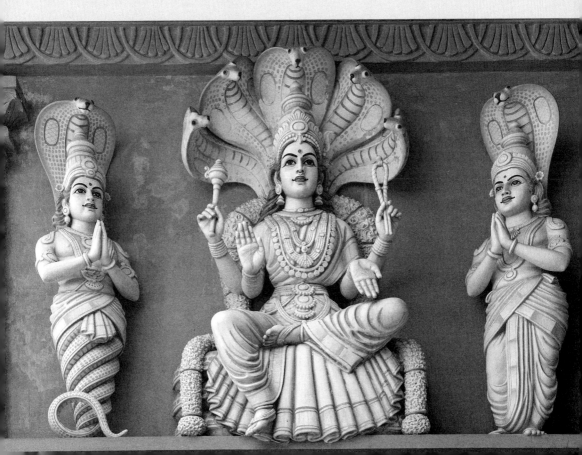

第 1 章　我的故事

自我幼时起，身边的人就不停告诫我要"站直"。但是由于生性腼腆，再加上遗传和压力等原因，随着时间的推移，我的上背部渐渐变得越来越弯曲。

19 岁时，我的背部首次出现了剧烈疼痛。当时我的腰部严重痉挛，医生给我开了肌肉松弛剂，并将我下背痛的原因归咎于姿势不当。然而，对于该如何改善

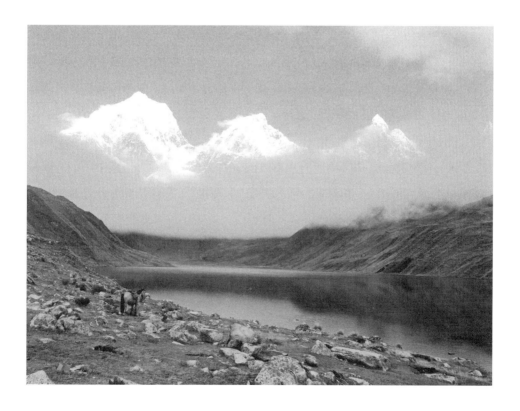

姿势，他无法给出任何建议。这次发作之后，我的背部还是会时常出现痉挛，时间持续几天到几周不等。通常情况下，骨科医师或脊椎治疗师能帮我暂时缓解病症，但没过多久又会复发。

正是出于缓解背痛的目的，而非任何精神上的动力，我接触了瑜伽。在20世纪60年代中期，瑜伽是一种边缘运动，在主流社会中的名声有点可疑。那时，新西兰许多教堂拒绝将大厅外租用于瑜伽练习，因为他们认为瑜伽是某种异教徒的聚会。后来，我终于找到了一个能学习瑜伽的地方。自那以后，瑜伽就成了我生活的一部分。

由于我天生肌肉僵硬，所以练习瑜伽体式并不容易。虽然我长年累月都在练习瑜伽和亚历山大技巧，但即使到了今日，也难以被人奉为瑜伽体式演示的楷模，因为这些体式对柔韧度的要求实在太高了！然而，这些困难完全没能阻挡我，我仍然从这些练习中获益良多。我对这些体式进行了调整，使之更加适合自己的身体，而不是对这些姿势和动作生搬硬套。

充满迷幻色彩的20世纪60年代，我的"知觉之门"被开启——瑜伽内核中的精神层面开始向我敞开大门。同时，我对佛学产生了浓厚的兴趣。从1974年起，我开始旅居亚洲，在亚洲度过了接下来的七年时光。其中包括在泰国的禅修寺院当了两年半的佛教弟子，进行了密集的"内观"禅修。这种修行强调活在当下，并需要持续地观照身体、感觉、思想、知觉以及意识中出现的任何细微现象。当时，寺院里的一位美国弟子收到了他姐姐寄来的一摞书，其中一本是威尔弗雷德·巴洛（Wilfred Barlow）的《亚历山大原理》（*The Alexander Principle*）。这本书让我越读越激动，我意识到，亚历山大原理中的某些技巧刚好与佛法修行遥相呼应，也许我能从中整理出一套方法，改善自己的体态问题。我对自己许下承诺，只要有机会接近教授亚历山大技巧的老师，就一定要想方设法实现这个愿望。

过了好几年，我才有机会近距离接触到亚历山大技巧老师。那是离开泰国之后，我在印度马德拉斯（Madras，金奈的旧称）的克里希那玛查亚瑜伽中心（Krishnamacharya Yoga Mandiram）开始了为期两年的学习。其中，在冬季的几个月里，我都在菩提伽耶静坐修禅。虽然那时传奇上师克里希那玛查亚（Krishnamacharya）还在世，但他不直接教授外国弟子。在那段日子里，我每周和其他老师一起参加两堂私人课，这些课程逐渐演变成日常体式训练和调息练习。此外，我们每周还要学习《帕坦伽利瑜伽经》（*Yoga Sutras of Patanjali*）。在炎热的季节里，学员人数不多，我便设法参加了德斯卡查尔（克里希那玛查亚的儿子）开设的一些私人课程。

对比我之前的瑜伽体验，克里希那玛查亚瑜伽中心的练习更为精妙。这里没有集体大课，因为德斯卡查尔认为体式表达是因人而异的，个性化指导才是最恰当的传授方式。德斯卡查尔和中心的老师对于学员能否获得安全、有效的体式方法指导这一点非常严肃，他们深谙瑜伽练习不当所带来的危险。此外，他们还非常重视调息练习以及体式练习与呼吸之间的配合。

1981 年，我终于获得机会，在英国参加了 30 节亚历山大技巧系列课程。应老师要求，我在课程期间暂停了瑜伽练习。我们围绕着椅子做了大量训练，比如交替站坐及在桌上半仰卧。每天，我会利用课间休息时间在桌上保持半仰卧至少20 分钟，并尽可能地对自己的日常活动保持观照状态。

这段日子结束后，当我重拾瑜伽练习时，我惊讶地发现自己的上背部更加柔

有钱有势的富人，
将为湿婆建造寺庙。
而穷困潦倒的我，
该怎么办呢？
我的腿就是柱子，
身体就是神殿，
头颅就是金色的圆顶，
百川之主阿，你听，
物极则反，事极则变，
变化才是宇宙的永恒真相。
——巴萨瓦纳 [1]（Basavanna）

宗教观的本质在于，宗教不应是一座孤岛，而应作为永恒不变的指导原则，指导人们各司其职，完成"日常生活"这个"共同任务"。
因此，我们也能在日常活动中运用这一原则，以免我们在这些活动中注意力不集中。
——F. M. 亚历山大 [2]

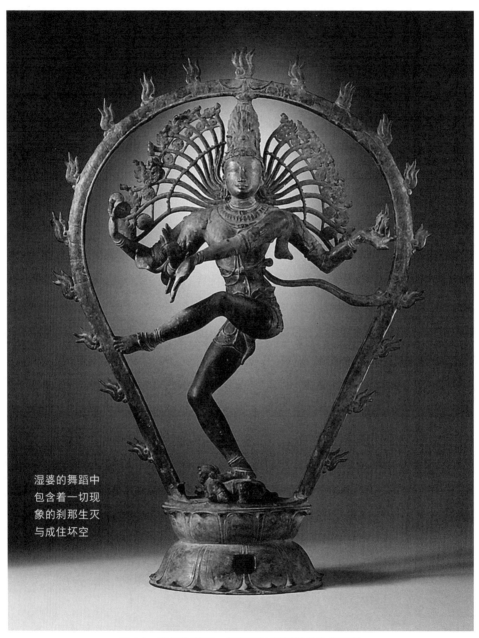

湿婆的舞蹈中
包含着一切现
象的刹那生灭
与成住坏空

图 1.1　瑜伽神湿婆，以舞王纳塔罗阇的身份出现

韧了。但这段时间里我除了在椅子上交替站坐，以及躺在桌上或地面上之外，没有做任何其他运动，这到底是怎么回事呢？

1981 年年底，我搬到了悉尼，继续学习亚历山大课程。1983 年，我参加了澳大利亚开设的第一套亚历山大教师培训课程（为期三年）。在此前的一年里，我和马丁·杰克逊（Martyn Jackson）一直在参加艾扬格瑜伽课程，到了 1984 年，我们又参加了艾扬格瑜伽教师培训课程。我很享受艾扬格瑜伽对力量和精确度的训练，但是在亚历山大技巧训练第二年的结尾，我开始感觉这两种训练存在严重的分歧，自己已无法同时驾驭这两种训练。因此，在亚历山大技巧训练的最后一年，我停止了瑜伽练习。

直到两年之后，我才重拾瑜伽，并重返瑜伽教学的训练。在与瑜伽老师卡琳·查普曼（Karyn Chapman）合作的过程中，我深受启发。她曾接受过亚历山大技巧的教学训练，当时她正在教授这门技巧在瑜伽中的应用。

事实上，我们的确应该把亚历山大技巧应用到瑜伽中，就像应用到其他活动中一样。由于哈他瑜伽（Hatha Yoga）练习的物理特性——其对人体构造的深入研究非常奥妙，直到今天我都还在这个领域继续研习。同样令人惊讶的是，我们在解剖学的实践和理论知识中能探索出的玄妙之处与哈他瑜伽的奥妙之处也不谋而合。

能同时传授瑜伽和亚历山大技巧让我感到其乐无穷，因为我有幸看到人们对传统中的各种可能性保持开放态度，并在其中不停地激发自己的潜能。从个人的体验来说，我天生僵硬的身体练习瑜伽，并在瑜伽和日常生活中应用正念练习，是我保持幸福安康的奥秘。

本书是我多年经验和实践的成果，希望能作为引玉之砖，帮助读者在自己的人生旅途中获得激励和指引。

第2章　瑜伽基础概览

瑜伽是印度的主要精神传统之一。"yoga"这个词源于梵文"yuj"，意为"束缚或枷锁"，通常被解释为与神的"结合"。从更广泛的意义上来说，瑜伽包含着不计其数的修持方法和思想流派。在印度的传统和世界观中，瑜伽的终极目标是实现这种结合，从而脱离循环往复的生死轮回。

瑜伽哲学流派繁茂，每个流派的思想深度和精妙之处也有所不同。瑜伽的修持包括：参与各种仪式，如诵经；参加宗教活动，向各方神明祈祷——这些神明，从更深奥的层面来说，是同一位真神的各种化身；开发灵性及其他力量；进行大量传统冥想修习；训练呼吸（调息）；通过体能训练来活动身体，即大多数人眼中瑜伽练习的表现形式。

在过去2500年的文字记载中，琳琅满目的瑜伽教材展现了不同学派的智慧。在佛教、耆那教和印度教中，都能够找到各种有关传统瑜伽的知识和技巧。尽管这些传统与哲学之间有许多分歧之处，但它们的共同点在于都为个体发展提供了切实有效的方法。格奥尔格·费尔斯坦（Georg Feuerstein）的《瑜伽之书》（*The Yoga Tradition*）[1]对瑜伽的历史、文学、哲学以及修持进行了有力研究。

在欧美广受欢迎的两种传统派别分别是：佛教的禅修内观和以训练身体为主的哈他瑜伽。这两种传统已经远远超出了其原来的文化内涵，深入亚洲以外地区人们的生活和修行中。在某些场合中，这两种传统甚至可以作为治疗手段来医治病人。这些情况屡见不鲜，毕竟这两种传统都旨在降伏各种痛苦。至于这些现代修持方式是否传承自"正统"佛教或源自正宗瑜伽，人们并不太关心，能否从中受益才是他们关注的焦点。

哈他瑜伽

虽然哈他瑜伽在传统瑜伽中仅占一隅之地，但在过去几十年里，哈他瑜伽在身心方面的修持训练颇受欧美人的欢迎，其中最负盛名的莫过于体式练习。

瑜伽文学以两种比喻诠释了"hatha"这个词。"ha"意为"太阳"，"tha"意为"月亮"，引申为平衡与协调人们内心的冲突。在一些关于生命能量基础的理论中，人类和所有生命系统都有两种基本且互补的能量类型。这种两极对立亦被称为太阳与月亮、主动与被动、刚与柔或阳与阴。瑜伽练习的主要目标之一是平衡与协调这两种对立的力量。"hatha"也被译为"有力的"，因为与其他形式的瑜伽不同，哈他瑜伽建立在一系列体能训练基础上，旨在打通身体的经脉或能量通道，使能量实现自由流动。其中特别强调打通主能量通道——沿着脊柱从会阴到头顶的经络，这条主能量通道超越了 ha 和 tha 的二元对立。打开这条中央通道便能收获协调，即瑜伽的核心。注重培养力量、柔韧度、平衡度和身体健康的哈他瑜伽，可以作为禅修的基础。

据说发音 ha 中包含着太阳，发音 tha 中包含着月亮。哈他瑜伽是太阳与月亮的结晶。
——《瑜伽顶奥义书》（*Yoga Shikha Upanishad*）

哈他瑜伽的历史及其在西方的发展

最早的哈他瑜伽文献《哈他瑜伽之光》（*Hatha Yoga Pradipika*）、《湿婆本集》（*Shiva Samhita*）和《格兰达本集》（*Gheranda Samhita*）对经典的哈他瑜伽练习进行了概述，但是在当今，这些教材却很少被提及。因为其中某些有关心灵力量开发的夸张说法使它们的可信度大幅度降低，再加上其中对性行为的描述让维多利亚时代的英国人和正统印度教徒都深感羞耻。19 世纪末，现代哈他瑜伽发展到了风口浪尖，印度社会中的许多人都十分鄙夷古代教材中提及的传统修行者，认为他们的形迹十分值得怀疑。

19 世纪末至 20 世纪初，克里希那玛查亚和斯瓦米·库瓦拉亚南达（Swami Kuvalayananda）等老师开创了现代哈他瑜伽。由于经典哈他瑜伽教材中的体式描述十分有限，于是他们加入了英式体育课的锻炼内容。例如，串联体式（vinyasa）本身在经典哈他瑜伽教材中并不存在，该序列中的许多其他体式也同样如此。同时，斯瓦米·库瓦拉亚南达也开始从现代科学的角度研究瑜伽练习的效果。

此外，现代哈他瑜伽选择了《帕坦伽利瑜伽经》作为其哲学和修持基础，而并非传统哈他瑜伽教材。甚至就连只在《帕坦伽利瑜伽经》中出现一次的术语"asana"（意为"姿势"或"座位"）也被拣选了出来。而后，这个术语几乎指代了所有的瑜伽体式姿势或特指禅坐姿势，而非仅仅用来表达哈他瑜伽的体式。

现代哈他瑜伽选择《帕坦伽利瑜伽经》作为其核心教材，这不仅使训练体系拥有了坚实的道德基础，也巩固了其对冥想训练的建议。这些训练从简单的呼吸控制（调息）开始，逐渐指令人们进入最高的觉悟状态（三摩地）。每一节经文简洁明了，即使部分内容看似不同或相互矛盾，也可以经过推敲而诠释出来。与佛教类似，帕坦伽利的教义有一种超越世间的态度，这种态度与我们当代的情感完全不同。然而，许多现代瑜伽修习者对其中隐含的哲学传统和冥想传统知之甚少，也鲜有人对其产生兴趣。他们更关注修习瑜伽是否能为自己带来切实利益，比如让他们更幸福安康及减轻压力等，这些才足以成为他们练习瑜伽的动力。

哈他瑜伽传统保持着持续动态发展，而非处于一成不变的静态之中。哈他瑜伽练习形式的本身就已经发生了巨大的变化，过去的半个世纪里，其在西方国家的普及过程中又发生了无数的改变。

近年来，哈他瑜伽不断将西方身心系统训练的部分内容纳为己用。本书也参与了这种持续融合过程——利用亚历山大技巧在心理物理学方面复杂而巧妙的深刻见解来进一步阐明和深化瑜伽练习。我希望本书能有助于提高当前瑜伽的修习与教学标准。当然，这种提升的最终效果只能体现在每位修习者身上。瑜伽的基本哲学框架之一是瑜伽八支（astanga），我已将其于下方列出，以便读者了解现代瑜伽的起源之一。

　　如欲了解更多现代哈他瑜伽发展的情况，可以参看马克·辛格尔顿（Mark Singleton）[2] 和诺曼·E. 索曼（Norman E. Sjoman）[3] 是如何详细开展这一课题的。

《帕坦伽利瑜伽经》中的瑜伽八支

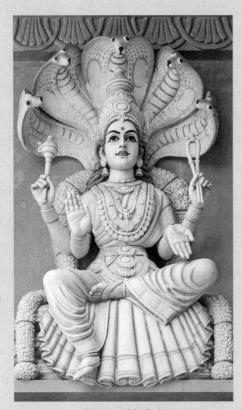

1. 禁制（yama，道德普遍主义）
不害，无暴力（ahimsa）
真实，不说谎（satya）
不窃，不偷盗（asteya）
贞洁，不纵欲（brahmacharya）
不贪，不占有（aparigraha）

2. 劝制（niyama，遵守戒行）
净化（saucha）
满足（santosa）
苦行（tapas）
研习（svadhyaya）
敬神（isvarapranidhana）

3. 体式（asana）
保持安乐的坐姿与动作以进行冥想练习

4. 调息（pranayama）
通过调整呼吸以控制生命能量

5. 制感（pratyahara）
制御感官：制止感官与外境相结合，这是高阶冥想的基础

6. 专注（dharana）
将注意力置于一处

7. 冥想（dhyana）
更深妙的冥想层次

8. 三摩地（samadhi）
全然融入；三摩地有不同的类型和等级，最高级是与虚空融为一体

图 2.1　帕坦伽利

第3章 什么是亚历山大技巧

亚历山大技巧有助于改善自我协调性，为我们所有的活动打下更坚实的基础，创造更为有效的运行条件，而非强行加入某种行为模式。

在亚历山大技巧的课程中，师生们会一起进行各类活动，比如：简单站坐或行走、演奏乐器或唱歌、打太极或练瑜伽、用电脑工作、跑跳以及冥想等。虽然这些课程内容看似侧重于体能训练，但实际注重的是学员们在这些活动中的精神状态、心理态度与习惯模式，以及他们对这些活动的想法和信念。

亚历山大技巧老师帕特里克·麦克唐纳（Patrick Macdonald）认为，亚历山大技巧包括五个基本组成部分，正是这五个部分的充分融合，使亚历山大技巧区别于其他任何训练：

1. 认识习惯的力量。

2. 克制与无为。

3. 了解感官失灵。

4. 发送指令。

5. 起始控制[1]。

以上术语将在本书第二部分继续予以解释。

亚历山大技巧简史

一位曾在舞台上失声的澳大利亚演员——弗雷德里克·马赛尼斯·亚历山大（1869—1955），是亚历山大技巧的创始人。通过仔细观察，他将自己的失声归因于自我运用不当引起的整体收缩。经过长期实验，他终于找到了恢复健康嗓音的方法来改变这种整体的错误运用。之后，他开始用这种技巧帮助别人。起初，受用于这一技巧的大多是声嘶病症，后来，越来越多的病症也获益于这一技巧的帮助。很明显，改善整体失调能对许多病理状况产生深远影响。

诺贝尔生理学或医学奖获得者尼古拉斯·廷贝亨（Nikolaas Tinbergen）在发表诺贝尔获奖宣言时，有一半的时间都在讲述亚历山大的发现。他说："在这个充满智慧与毅力的故事中，主人公没有受过任何医学训练，堪称医学研究与实践的真正神话之一。"[2]

1904 年，亚历山大搬到伦敦，与当时许多颇具影响力的演员、医生、知识分子和政治家一起展开了繁多合作。杰出的哲学家与教育家约翰·杜威（John Dewey）是他的主要支持者之一，他们深受彼此的影响。在杜威的作品中，明显有亚历山大的影子；而在亚历山大的作品中，杜威为其中三本书写了前言。

1931 年，亚历山大在伦敦设立了一所亚历山大技巧教学培训学院，开办了为期三年的全日制培训课程。他去世后，这类学院如雨后春笋般出现在英国和全球其他国家或地区，我于 1998 年在墨尔本建立的亚历山大研究学院就是其中之一。

亚历山大是一位时代先锋。早在 20 世纪初，他就清晰地认识到大脑具备可塑性——这个术语是心理学家威廉·詹姆斯（William James）于 19 世纪末提出的，而且他还开创了一套极复杂的系统。亚历山大认可大脑可塑性这个概念——让我们有能力、有意识地纠正日积月累形成的功能性失调，这些是他建立这套系统的基础。事实上，他对自己的工作做了如下描述：

这套技巧以克制为基础，即克制由刺激诱发的不良反应——主要是激发人类控制这类反应的能力。[3]

尽管对于初次接触这项内容的人来说，这个定义可能很隐晦难懂，但是熟悉《帕坦伽利瑜伽经》或巴利语佛经的人则能够将这段描述与经文中提到的修习方式联系起来，我稍后将在本书中对其进行探讨。

本书第二部分的章节对亚历山大技巧进行了更为全面的描述，其中包括亚历山大在其著作中反复提及的主要原理和思想。如果读者不熟悉亚历山大技巧，可以先阅读这些章节，以便更好地理解本书后面所使用的相关术语，我也会简要地将这些原理与瑜伽的修习和哲学联系起来。

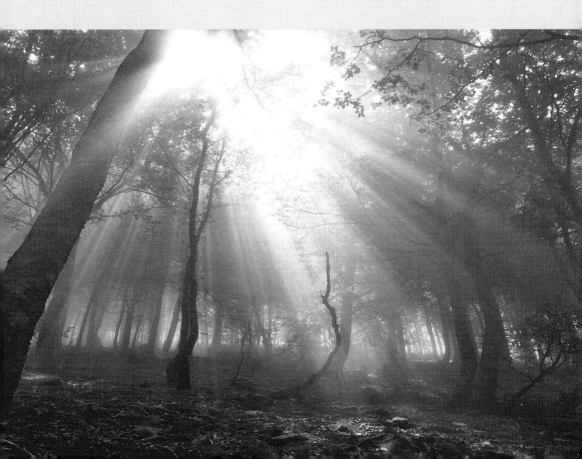

第二部分

亚历山大技巧的原理

第 4 章　自我运用

"运用"是亚历山大技巧中的一个术语，用来表示整体运动模式，包括姿势、肌肉张力、思维过程，以及我们在日常生活中的行为方式和反应方式。该术语并不专指对思维或身体的"运用"，因为像活动手臂这样简单的动作既要依靠肌肉运动，也离不开思想、意图和动机。因此，术语"运用"指的是一种全方位的活动和反应模式。

在下列给出的词语中，没有任何孤立因素能表述出"运用"的意义，唯有把所有的因素结合起来对个体进行观察时，才能大致了解个体的自我运用过程：

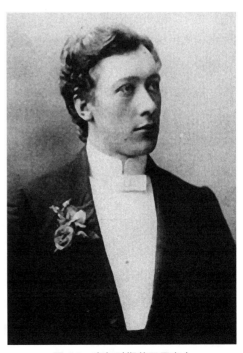

- 姿势。

- 运动。

- 对内、外刺激的反应。

- 呼吸。

- 情绪状态。

- 认知功能。

上述可变因素往往会形成一种相

图 4.1　青年时期的亚历山大

当恒定的潜在心理物理状态，这种状态可能在强度上有所变动，但总体质量会保持恒定。这种恒定状态唯有通过亚历山大技巧对身体进行循序渐进的重新训练才能被打破。这个改变过程必须在整个身心系统中进行，因为在孤立于其他因素的情况下，没有任何单独的因素能够获得充分解读，更不用说加以处理了。

运用、结构和机能之间的关系

亚历山大技巧有一个先决条件——我们的自我运用方式会影响自身机能。所以，如果我们能改变自身运作方式，就可以改善自身机能。

在进行任何止痛方面的干预措施时，只要将运用、结构和机能这三个可变因素结合起来，就能有效地将恶性循环转化为良性循环。

肌肉骨骼疼痛的各种治疗都会集中在这一循环中的某一点上。比如，手术、矫形术和某些形式的操作治疗侧重于结构；针灸、按摩疗法和药物治疗侧重于机能。亚历山大技巧不是一种治疗手法，而是直接培养我们的自我运用的教育过程。

从亚历山大的观点来看，许多矫正训练往往过于狭隘地关注动作和疼痛干预的结构方面，而忽略了从更广泛的层面去解决问题。

过分强调个别肌肉或肌群在身体某个部位的牵拉作用，会使人忽略这些肌肉运作时的整体协调过程。

做任何动作 / 运动时，我们都会用到以下肌群：

- 主（原）动肌：主动收缩发力来产生动作的肌群。
- 拮抗肌：位于主动肌相反一侧并同时松弛和伸长的肌群。
- 稳定肌：使运动中的身体保持稳定的肌群。
- 身体不断变换姿势时，负责保持平衡的肌群。

●负责维持身形和结构完整性的肌群。

在运动中，常常会发生有意识或无意识的肌肉跳动，这种跳动会干扰我们的正常活动，因此需要对其进行克制。[1]

对心物一元的理解

我们最神圣的信念，我们最高价值观中永恒不变的元素，是对肌肉的鉴赏力。

——弗里德里希·尼采（Friedrich Nietzsche）[2]

能够领悟到人类的心物一元，是练习亚历山大技巧的坚实基础。亚历山大在谈及自己的声嘶恢复过程时说，他最初以为自己的声嘶是一种纯粹的生理问题。与大多数人一样，亚历山大理所当然地认为"身体"和"心灵"是分离的。然而，在研究结束时，他得出的结论却是任何活动都不可能把"身体"和"心灵"严格区隔开。

对于长期练瑜伽的人来说，亚历山大的这种领悟并不算新鲜。瑜伽的体式练习（总是将呼吸和冥想结合在一起）通常会给修习者带来一种非常切实的体验——体验到自己的身体状况与精神情绪之间有本质上的联系。事实上，改变机体活动的确会影响精神

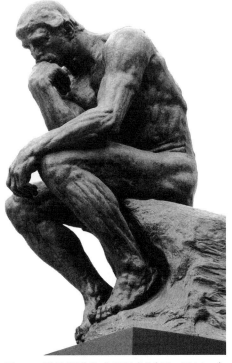

图 4.2　罗丹塑造的《思想者》(The Thinker)，展示了精神、情感和肌肉活动之间的内在联系

和情绪，反之亦然，这就是哈他瑜伽和冥想练习能有效地让身体、情绪和头脑发生变化的原因。

　　虽然与亚历山大的时代相比，心物一元的观念在当今更为寻常，但是在当代生活中与教育或健康有关的大多数领域里，人们很少能够充分理解这种心物一元的真正含义，更不用说付诸实践了。

第 5 章　自我诊断有益于瑜伽练习

在这个充满智慧与毅力的故事中，主人公没有受过任何医学训练，堪称医学研究与实践的真正神话之一。

——尼古拉斯·廷贝亨[1]

亚历山大技巧和瑜伽都旨在预防不必要的痛苦或折磨，同时帮助缓解当前的疼痛或功能障碍。其中的首要步骤，必定是针对当前情况进行正确分析。

对我们所有人来说，唯有渴望改变才能启动转变之旅。以亚历山大为例，他的初始愿望是疗愈声音嘶哑以继续他的演员生涯。他问自己："我到底为什么会失声？"

经历了一系列治疗失败之后，亚历山大开始怀疑，问题的根源会不会是自己的发声方式？于是，他跟医生沟通了自己的想法，后者认为这极有可能，但无法诊断出他的发声方式到底有何"不妥"。于是，亚历山大决定自己去寻找答案。

他用镜子查看自己声嘶时的姿势和动作。他留意到，自己头部后移且喉头下压时，就会出现声嘶状况，同时还能听到嘴里的气促声。经过进一步的研究，亚历山大发现，如果自己能抛弃这些小动作，声音便会更加悦耳。

判断出自己声嘶的原因之后，亚历山大又对自我运用进行了彻底分析。经过进一步实验后，他逐渐找到了一种方法，使自己能够在舞台上持续用嗓而不会发生声嘶的情况。

这对练习瑜伽意味着什么

观察人们练习某种特定动作或瑜伽体式时，我时常对他们练习的终极目标感到好奇。针对这一好奇的常见答案是，他们的理疗师或瑜伽老师让他们这样做，或者他们曾在书上、视频中见到过这些动作。他们认为这些动作对自己的整体健康或某个特定病症有所帮助。但很少有人明白，其实特定的运动或姿势对每个人的身体产生的作用都是不同的，他们很难了解到底应该如何做这个动作，才能把其中的效用发挥到极致。

因此，练习瑜伽之前，我们必须对自己的心理物理状态和个性有清晰的了解。就像亚历山大研究出独特的自我运用习惯来克服自己的问题一样，我们的自我判断越准确，就越能智慧地利用瑜伽练习来提升自我。

为了获得最佳练习效果，请进行如下自测：

- 我的身体是否柔韧？是僵硬、适中、柔韧自如还是过度柔韧？
- 在这些柔韧范围内，我是否有过度松弛或过度僵硬的部位？
- 我在精神、情感和身体各方面的自我运用习惯是什么？
- 我究竟是如何习惯性地打破自我协调的？
- 我希望通过瑜伽练习达到什么样的目的？

有的问题可能很好回答，有的问题可以向有经验的老师求助。这些答案将决定我们练习瑜伽的方向。正如帕克·帕尔默（Parker Palmer）在谈到常规教学时所说的，"我们对学员的情况判断将决定我们提供的疗愈方法"。[2]

第6章 管理不良习惯

到目前为止，我们所有的生活都有明确的形式，其不外乎是由一堆习惯堆砌而成的。这些习惯，无论是实际的、情绪化的还是理智的，都被系统地组织起来，成为我们命运的组成部分，不论这命运是好是坏。

——威廉·詹姆斯[1]

一种灵敏的习惯会随着实践和运用变得更加多样化，也更具有适应性。

——约翰·杜威[2]

我们在一个未觉醒的状态中，未能意识到自身大量的习惯性冲动，这既卑微又毫无尊严。

——斯蒂芬·巴彻勒（Stephen Batchelor）[3]

一说到术语"习惯"，我们就常会自动联想到"不良"，但其实习惯本身并不是问题。我们所参与的每一项活动都是以学习和重复为基础的，这些学习和重复会为活动的执行开辟出神经通路。如果我们没有开辟出神经通路，就无法系鞋带、读书或开车。当自身养成的习惯出现故障时（就像亚历山大的声嘶问题），就会出现反常情况。"习惯变糟糕的原因是，"杜威说，"我们太容易重蹈覆辙。"[4]

我们往往将习惯分为几种类型：心理习惯——对特定情况的反应是抑郁、愤怒还是平静；思维习惯——比如强迫性思维、外语能力及数学能力等；身体习惯——站坐或活动时的各种姿势，以及在日常生活中操控物体的能力。

> 真正的对立不是理性与习惯之间的对
> 立，而是日常中不当的既定习惯与智慧的习
> 惯或技能之间的对立。
>
> ——杜威

实际上，没有任何活动能脱离这三种习惯的范畴。著名的神经学家查尔斯·谢灵顿爵士（Sir Charles Sherrington）一直在强调所有大脑活动与肌肉系统之间的关系：

> 我可能喜欢强调大脑对肌肉活动的全神贯注。当我们在大脑中追踪到的任何路径，都直接或间接地指向肌肉时，我们是否应该要重视这种全神贯注呢？大脑似乎是神经活动的通道，不停地给运动中的身体传递信息。[5]

亚历山大认为，一个人的全部习惯是由这个人潜在的自我运用和机能决定的。统一的感觉、思维和运动是我们所从事的每一项活动的基本组成部分。要转变习惯，必须全方位地改变自我运用，包括深藏在我们动作、感觉和信念中的整套姿势与身体的"习性"。

以亚历山大的声嘶病症为例，他打算针对发声刺激做出一种更新巧的反应，以取代总是导致功能失调的旧习惯，但仅靠意志力是无法直接打破或扭转旧习惯的。亚历山大在解决声嘶病症的过程中，首先是确定出自己的失声原因，然后立即开始纠正惯性反应。其次，他训练自己把头向前抬起，让喉头和全身的压力全部释放出来。最后，他在发声过程中继续保持这个姿势，避免换气时又

出现头部后移和全身挛缩。他持续让头部在前上方位置保持松弛，也使全身跟着释放能量。

正是在这最后的关键步骤里，亚历山大遇到了瓶颈。他难以抵抗发声时的习惯性紧绷，他本想在松弛状态中发出声音，却总觉得很不习惯，老是不自觉地重复过去的错误发声方式。

我们的一言一行都建立在习惯的基础上，这是别无选择的。问题是我们应该提高自己对这些习惯的意识，并将不良习惯转变为有利于健康发展的好习惯。亚历山大把这个有意识的过程称为自我重建，其关键在于采取干预手段摒弃旧习惯，培养新习惯，即所谓的克制。

克　制

这项技巧是建立在克制习惯性错误运用的基础之上的。

——F. M. 亚历山大[6]

经常克制某种行为无异于实施这种行为，因为克制与兴奋同样都是神经活动。

——查尔斯·谢灵顿爵士[7]

亚历山大发现，只要自己有发声意图，就立即会出现气促、全身紧绷和头部后移的情况，从而导致声带紧张，产生压力性挛缩。他必须先停止（克制）这种反应，才能进行下一步动作。

亚历山大采用术语"克制"，是取其正面的神经学概念，而非其经常涉及的负面心理含义。他将克制定义为"拒绝同意"，即停止发送会诱发惯性反应的信息，因为这些惯性反应正是我们需要纠正的。

亚历山大技巧的独特之处在于，为了培育出良好的习惯，首先必须阻止错误或不良的行为反应。换而言之，如果我们想换一种做事方式，却固守旧习，就会导致新的做事方式与过去的错误做法搅成一团。自然姿势反射支撑着我们的一切活动，若要对这些反射进行重建，"克制"过去的错误习惯是重中之重。

这个过程是建立在一个简单的刺激与反应模式的基础上的。因此，亚历山大技巧的关键在于阻断刺激与反应之间的联系。由于我们的日常活动都因种种念头而起，因此我们需要提高觉察念头的能力。我们的念头又是由于受到各种刺激而出现的，这些刺激或来自内部（因为我口渴了想喝水，所以要从椅子上起身），或来自外部（门铃响了，所以我想从椅子上起身）。无论受自哪种刺激，我从椅子上起身的方式，完全是一种惯性模式。

如果我们决定改变自己从椅子上起身的方式或改变面对逆境的态度，就必须在发生惯性反应之前捕捉到最初受刺激的肌肉习性，因为正是这种肌肉习性引导我们进入惯性模式。唯有当我们能够越来越敏锐地捕捉到念头时，才有可能克制或抵御这些念头。一旦我们解除了肌肉的初始习性，就有希望激活一种全新的运动和反应模式。当然，这一切必须建立在头部、颈部和躯干的整体协调基础上。本书将在第15章中进一步讨论这个过程（为了释放而克制）与佛教正念练习的共通之处。

亚历山大能够发现我们自身如何干扰着自己的协调性（起始控制），然后介入并克制这种干扰，这是一个重大突破。但是光凭这一点还不够，我们还需要向新的自我运用方式发送指令信息。

指　令

亚历山大把术语"指令"描述为"将大脑中的信息发送到各种机制中，同时向机制传导运作所必需的能量的过程"。[8]

在这一方面，亚历山大技巧的独特之处在于通过有意识的指令传递能量和想法，让身体摆脱习惯性僵硬。这些指令给予了我们另一种行为反应方式，不再继续重复过去那些功能失调的身体习惯。在亚历山大技巧的课程中，这些指令会伴随着老师轻柔的触碰指导。这种指令与触碰相结合的教学方式为学员们提供了一种心理和感官体验，使这些更具支持性的模式能够获得更深层次的体现。随着学员感官意识的提高，老师会要求他们在日常活动中运用这些指令。

如前所述，亚历山大在仔细研究自己的失声原因时注意到，是自己无意识的紧绷动作干扰了发声自由。他发现，大脑通过神经系统向肌肉传递的信息是引发这种生理模式的原因。根据这一观察，他推断出自己必须克制干扰信息，并用支持自己正常发声机制的信息来取代这些干扰信息。

与发声相关的肌群并不是声嘶的主因，全身挛缩才是真正的肇事者。因此，了解发声机制运行的细节并不重要 —— 因为如果能改变自身的整体模式，发声机制也会间接获得释放。

潜意识中的"命令"导致亚历山大全身失调并引发了失声，所以他发明了一套有意识的默念指令来抵御这些会引发紧绷的念头。后来，他把这些指令作为习惯再培养过程的重要组成部分，传授给了自己的学员。

刚开始，只需要重复这些指令，而不用去实际"做"这些动作。亚历山大亲自用触碰手法指导学员，让他们体验到这些动觉体验和动作路径是与这些口头指令相对应的。

发声的口头指令是：

1. 放松颈部。
2. 向前抬头。
3. 全方位舒展背部。

请务必注意，这些词语仅仅是作为指令的提示而已！亚历山大仍觉得这些指令不能充分表达出自己的意思，但这已经是他能斟酌出的最佳表达了 —— 为此他与许多曾体验过他的工作的文学界、医学界和科学界的朋友展开过大量的讨论。他坦率地承认，光有这些口头指令是不够的，老师必须向学员亲身示范。关于

"向前抬头"这个指令，他补充道："这个指令对于任何学员来说都存在风险，必须由老师亲身示范具体动作，才能传递出其中所涉及的确切感受。"[9]

这些指令需要以精确的顺序给出，"在同一时间段一个接一个地进行"。它们会立即激活全身的中枢协调，然后再激活特定活动所需的"次级指令"。

例如，我最初用手指打字，需要刻意培养肌肉去协调指令，现在这一指令已经融入了潜意识习惯中。有时，在学习技能的过程中，人们会不经意养成某些顽固的不良习惯。以我个人体验为例，在中枢协调能力好的情况下，手指打字完全是一种潜意识的技能运作，我完全不会注意到手指动作中的精确细节。

要想克制旧习、发送出能改善机能的指令，就需要我们持续有意识地发送这些指令，才能避免跌回旧习的窠臼中。培养这种专注度，需要花时间对所学内容进行持续稳定的应用。而要想掌握其精髓，甚至可能需要一生的时间。这项技巧与气功和太极的能量练习，以及瑜伽和佛教传统中的某些坐禅和冥想练习有相似之处，但也不尽相同。

指令类型

第一代亚历山大技巧老师帕特里克·麦克唐纳提出了四种指令：

1. 否定指令："不要紧绷颈部。"
2. 正面指令："如果颈部出现紧绷，让它放松。"
3. 有关肢体动作的指令："动动你的手。"
4. 有关能量的指令："从体内发散出一股能量，改变某个或多个部位的状态。现在，动作幅度要非常小，最好完全不动。可以将这种能量看作类似于一股沿电线流动的电流或沿金属棒传递的声音。"

他补充道："指令4与前文亚历山大的向前、向上指令一样，是一种释放方式……向上指令会使脊柱微微伸长，同时向前屈曲，能使背部变宽。"[10]这里的"释放"指放松头颈处的寰枢关节。我们将在关于实现健康协调性的第7章中进一步讨论这个问题。

　　麦克唐纳还阐明了位置、肌肉活动和指令之间的重要区别。"位置"是指让全身或身体某部分停留在某个特定的位置，也就是常说的"正确体式"。"肌肉活动"是指通过肌肉收缩实现动作，动作幅度可大可小。"指令"是指通过身体发散出一股微妙的力量或能量流，从而使肌肉系统的特性发生改变。他指出，对于大多数人来说，这些指令在很大程度上是无意识的，并且倾向于做出向心收缩的动作。而亚历山大发明的这些有意识的指令旨在用离心收缩指令取代这些向心收缩指令，引导机体朝着更加通达、开放的方向发展。

　　认清这些区别非常重要。亚历山大技巧的初学者常以为自己必须保持在"正确的体式"中，因此故意做出夸张的动作，试图让自己完成这些体式。一旦他们觉得自己动作到位，便会僵硬地定格在这个体式中，以致无法接触到指令（在系统内创造自由与活力）的微妙流动。同样，练习瑜伽时，如果仅仅狭隘地关注体式顺位的精准度，只会使身体更加僵硬，无法实现能量的扩展。

麦克唐纳提供了如下练习来说明这些术语的含义

1. 在自己面前伸出一根食指：这是"我们的脊柱"，现在它处于某个"位置"。
2. 动一动这根手指：这就是"肌肉活动"。
3. 用另一只手握住这根手指的顶部：这是"我们的头部"。
4. 现在用另一只手轻轻牵拉手指：这相当于向我们的手指传递了一个延长"指令"。
5. 放开手指，继续感受这个"指令"在手指中的流动。[11]

　　沃尔特·卡林顿（Walter Carrington）也是第一代亚历山大技巧老师，他强调了指令的另一些侧重点，比如指令的克制层面与无为层面。他解释说，由于运用不当，一些姿势反射一直深受压制。一旦我们能消除其中的束缚，这些反射就会立即处于待激活状态。卡林顿对接受教学训练的老师们说：

从根本上来说，"向上"是一种内置（天生）的本能。即使是老师，也不会比学员强到哪里去。我们都需要努力促进这种向上的发生……欲望和愿望扮演了非常重要的推动角色。除此之外，还需要采取措施以防止犯错。[12]

接着，卡林顿用园丁的比喻继续解释，园丁将水流缓缓引向植物时，会在某些通路阻断水流，把水流引向其所希望的地方。但是他观察到，其实水流是由水和装置完成的，并不是园丁完成的。[13]

亚历山大技巧的另一名学员玛乔丽·巴斯托把这些指令简化为几个字，"头动则身动"。她强调的是那些脱离我们正常习惯的动作，"正是动作的精妙让我们获得了释放"。[14]

瑜伽、冥想和指令

谈起各种引导以及在亚历山大技巧中的指令，人们往往会用瑜伽中的一些概念进行对比。比如：生命能量；经脉——据说体内有 7.2 万个能量通道；脉轮——身体的能量中心；昆达里尼——储存在脊柱底部的能量，哈他瑜伽练习能让其沿着中枢通道上升，到达头顶的脉轮。由于本书主要旨在解决实际问题，因此不会深入探讨这个话题，只是在此将其中的相似点和关联性进行简单的对比。

第一，亚历山大技巧的重点是让头部、颈部和躯干在身体中心建立清晰的关联，作为健康和适当协调的基础。这种关联会改善起始控制，具体阐述可详见第 7 章。自由地激活这种关联时，肌肉不会有任何紧绷感，我们会从主观上体验到一股非常舒适、自由的能量流动，这种能量流动能够轻松地支撑我们整个身体。

第二，我们不会在亚历山大技巧中谈论普拉那或生命能量，因为实践这项技巧不需要用到这些概念。在"指令"这一节的开头引用的"传导……能量"，可以用现代术语解释为"通过神经系统发送指令"，或者用传统瑜伽术语解释为"激活一种生命能量"。在实际应用中，用什么样的确切参照标准来解释这一术语并不重要。

第三，谈到经脉或能量通道，学习与应用该技巧会让人从主观上感到能量释放和扩展。同第二点一样，无论这种感觉被称为"神经系统的激活及其与肌肉系统的相互作用"还是"能量的流动或气脉的打开"，都无大碍。也许它们只是说法不同而已，其本质是相通的。

中医也建立在利用生命能量（在这里称为"气"）的基础上。据说许多疾病都是由于体内经脉气流的阻塞引起的，针灸疗法的目的正是刺激或调节这些气流。功能失调和肌肉挛缩，也就是亚历山大技巧中所谓的对起始控制的干扰，会影响气的流动。如果不缓解这种潜意识挛缩，针灸的效果就会大打折扣。此外，中国人还发明了气功。气功由一系列动作组成，如果练习得当，人体就能获得身心协调。2012 年，我参加了一场在澳大利亚阿德莱德举行的有关神经学和神经基质的会议，会上展示了一个错觉室。在其中一个错觉实验中，需要参与者把手放在玻璃屏幕下并伸出一根指头。接着，实验者会抓住参与者的手指末端，并让电脑显示出一些错觉画面让参与者观看：当自己手指受到牵拉时，它变长了；当手指被推回时，它变短了。

关于该错觉的疗效，实验的观察报告是这样描述的：

> 总体而言，该错觉操纵实验对患有手指关节炎疼痛的患者非常有益，平均 85% 的参与者反馈自己疼痛减半。有人认为牵拉时疼痛缓解效果更好，有人认为推回时效果更明显，还有的人说这两种操作都有效缓解了自己的疼痛。[15]

感觉手指被挤压的同时还能感觉到疼痛获得缓解，似乎有违常理。但是，亚历山大技巧高阶老师在运用指令时，采用的技巧之一就是向脊柱之中传送一股相反的力量。如果这个相反的力量获得精确的引导，就会激活一股向上的膨胀能量，原理就像下压弹簧一样。我们可以从亚历山大留下的为数不多的影像资料中看到这种情况：影片中，他将手作用于学员头顶。当他巧妙地将学员头部平衡好之后，向学员的身体传送了一股非常精确的力量，学员立马朝着他的手部弹了起来。我们在发展中国家的劳作妇女身上也能看到类似现象，她们头顶着水罐和其他重物，如第 87 页图 11.14 和第 147 页图 17.3 所示。我们将在第 11 章和第 17 章中进一步探讨这一现象。

条件反射与重建反射

条件反射像枷锁一样束缚着我们，使我们毫无意识地重复一些不到位的动作或不良举止习惯。因此，在印度教和佛教传统中，瑜伽和冥想训练的重点，便是在克服条件反射的同时，培养出能引发善巧行为或积极作为的良好习惯，从而使修习者进入平衡和谐的状态。不正确、到位的行为习惯悄然无声地藏匿在顽固的习惯或业力中，每被激活一次，就愈加根深蒂固。

亚历山大认为这些习惯深深根植于我们的肉体之中。其实，我们对他人一举一动中隐藏着的思绪非常敏感，但往往无法觉察到自身的情况。我们的整个人格与个性都会反映在神经肌肉系统当中。

亚历山大认为，我们受到刺激之后所产生的行为，无论是多么简单的行为，都是潜意识的一种反映。比如就连"从椅子上起身"这样简单的动作中，我们都无法克制刺激对起始控制（即头部、颈部和躯干的关系）的干扰。也就是说，在日常生活中，我们无法克制由各种刺激引发的反应。因此，亚历山大认为，如果人们无法改变习惯，哪怕是改变从椅子上起身这种简单的动作，又如何能够完满地改善自己的精神心理状况呢？

约翰·杜威在讨论巴甫洛夫条件反射时，这样描述了亚历山大改变条件反射的方法：

> 我们的一言一行和每一次自我运用，都是由体内一些基本的核心机体习惯和态度所决定的。因此，条件反射不仅仅是一种随意建立起来的联系（比如铃声与狗的进食反应之间的联系），而是回到机体本身的中心状态……中枢控制的发现，使所有其他反应都处于有意识的指导下，并使个体通过协调

活动来掌握自己的潜力。中枢控制把条件反射从外部奴役转变为一种至关重要的解脱手段。[16]

杜威所指的"中枢控制"即亚历山大所说的起始控制。

第 7 章　如何实现健康的协调性：起始控制

只有当身体的各个部分（从头部在脊柱上的平衡开始）彼此保持适当的关系，我们才能拥有健康的协调性。亚历山大将"协调头颈之间，以及头颈与躯干和其他部位之间的相互联系"定义为协调全身的起始控制。这种中枢协调为所有活动提供了必不可少的支持。有时，在讨论亚历山大技巧时，"起始控制"用于指代头部、颈部和背部之间的良好关系。然而，这个术语实际上仅指代这种关系，并不能代表这种关系的好坏。用亚历山大的话来说，我们在应用这种关系时，可能有"对"也有"错"。因此，它对整个人体机能所产生的作用可能有利也有弊。亚历山大认为，绝大多数人都在不停地在破坏自己的起始控制，对自己的健康和幸福产生负面影响。

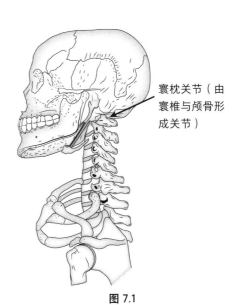

寰枕关节（由寰椎与颅骨形成关节）

在第 17 章关于山式的部分，我们将详细研究如何达到直立姿势的平衡。头与颈的平衡始于寰枕关节，把手指直接放在耳垂下面就能找到这个关节（图 7.1）。观察一下人们打盹时的表现就会发现，头部的重心位于这个关节的前面。因此，为了使头部保持良好的动态平衡并保持直立，颈部后部的肌肉必须不断地工作。理想情况下，这些肌肉会产生一种微妙的、不断

图 7.1

变化的牵张反射激活来维持头部的平衡，而非通过肌肉的过度收缩强行保持头部的位置。

　　婴儿在学习站立的过程中，只要学会自由轻松地把头部平衡在颈部，就能维持住自身的平衡（如图 7.2 和图 7.3 ）。然而，一旦达到了这种初始平衡，我们就会在这种平衡状态下对自己做各种危险的事情。一种常见的发展模式是，我们逐渐失去头部在脊柱上的良好平衡，颈部肌肉会过度工作并且让头部向下后缩。颈部肌肉收缩和头部错位并非两个毫不相关的结果，肌肉过度收缩会扩散到背部所有的伸肌，而头部在脊柱上的错位则将会打乱所有椎骨的关系——一直到骨盆、膝关节和踝关节。我们将在第 11 章更详细地研讨这种关系。

　　头部错位还会影响到脚掌，导致蹈外翻和扁平足等病症。因为在行走和跑步时，体重会不均匀地分布在脚掌上。下面来进行一个小实验：举起双臂，同时故意将颈部"内缩"；然后，再次举起双臂，但不要"内缩"颈部。通过这个

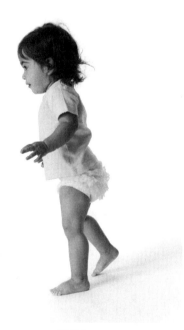

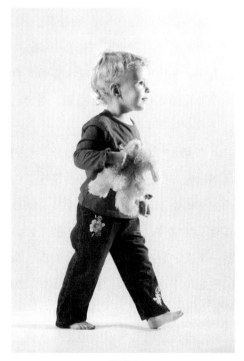

图 7.2

图 7.3

实验，我们不难看出，当头部和躯干的关系受到破坏时，我们活动的自由度会受到影响。

这种肌肉的过度收缩会导致我们的动觉敏感性减弱，并对内脏器官产生压力，引发各种病症。然而，我们却很少将这些病症与姿势失衡关联起来。另外，起始控制如果受到干扰，呼吸功能也会受到影响。我们将在第 15 章中更详细地研讨这一点。

图 7.4 为我们展示了一个上身严重塌陷的姿势。这样的姿势不仅会妨碍呼吸，还会给心脏造成压力。心脏被包裹在心包内，心包附着在横膈膜上（图 7.5），而横膈膜的运动不断地带动着腹腔内的器官。因此，亚历山大非常重视与起始控制相关的再培训，因为它对我们所有重要器官都有深远的影响。

那时，亚历山大也在研究人类的姿势机制。很多科学家们，诸如神经学家查尔斯·谢灵顿爵士、鲁道夫·马格努斯（Rudolf Magnus）和生物学家乔治·科格希尔（George Coghill）等人，也正在研究低等脊椎动物的姿势反射。通过实验，他们发现，对于猫或蝾螈而言："它们全身都跟随着头部的动向。"[1]

谢灵顿和科格希尔都承认亚历山大的发现与自己的研究不谋而合。科格希尔写信给亚历山大时说："……你几年前在人类生理学和心理学中的发现，与我在

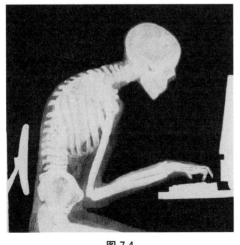

图 7.4

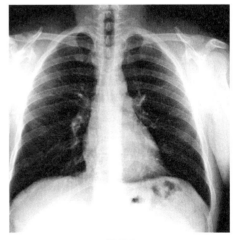

图 7.5

低等脊椎动物行为中发现的原理相同，这让我非常惊讶。"[2]亚历山大很可能是从马格努斯的术语"中枢机制"中创造出"起始控制"这个术语的。

我们刚开始学走路时，必须将头部准确地放在脊柱顶部，才能达到平衡。学会走路之后的几年里，我们行走时会出现头部和身体前倾，这意味着我们在以最有效的方式利用地心引力行走。

如图 7.6 所示，许多成年人走路时倾向于后仰，这意味着他们在对抗地心引力。穿高跟鞋可能会进一步加剧这种后倾（图 7.7）——因为高跟鞋会通过脚跟推动身体前倾，人们会出于本能往后仰以保持平衡。这种后仰习惯在瑜伽课上十分常见，人们往往会通过后仰来"站直"或"伸展脊柱"。

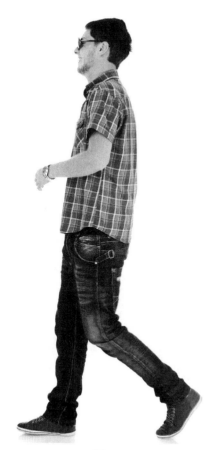

图 7.6

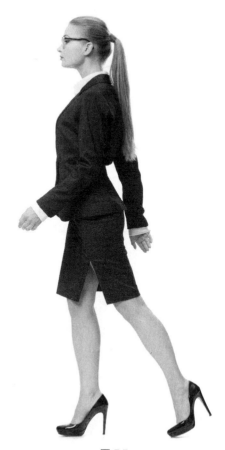

图 7.7

要重建健康的起始控制，必须克制旧有的惯性反应并激活新的自我运用指令。马格努斯对猫的研究报告同样适用于人类：

> 状态反射会形成一组紧张反应，让全身肌肉组织被整合成一种综合的、高度适应的功能。在远程高级感官的影响下，全身都跟随头部动向朝着某个方向移动。这是一种调节身体与环境之间关系的方法。简单来说，不同的姿势在身体诸多肌肉群中的张力及张力分布，都与中枢神经系统反射性兴奋的不同分布有关。因此，动物处于不同状态时，同一个刺激会引发的反应也会完全不同。[3]

不可靠的感官评估

正确的见解、正确的思考和正确的证据是正确认知的基础。

——《帕坦伽利瑜伽经》1:7——

每个人都希望自己是正确的，但是没有人停下来思考他们自以为正确的看法是否正确。

——F. M. 亚历山大[4]——

迷失的第六感

我们的文化对动觉的存在缺乏认识——传统中只列出了五种感觉：视觉、味觉、触觉、嗅觉和听觉。这份清单中遗漏了我们至关重要的感觉：运动感觉 / 本体感觉。我们的运动感觉*是对身体各部分之间相对位置变动的感知。这种动觉需要用到肌肉、器官和关节中被称为本体感受器的感觉器官，以及来自内耳前庭

---

* "运动感觉"一词经常与"本体感觉"互换使用。——作者注

系统 *的信息。

大脑会解读来自本体感受器和前庭系统中的信息，让我们对身体在空间中的位置、肌张力、身体各部分之间的相对关系以及自身活动和加速度有一个全面的了解。换句话说，正是动觉提供的反馈，让我们每时每刻都能在潜意识中感受到自身的机体活动。如果我们失去了动觉，就会失去站立、行走或移动的能力。

在相关一则案例中，我们能找到这方面的说明。《骄傲与日常马拉松》(*Pride and a Daily Marathon*)[5]一书中是这样描述的：一名叫沃特曼的男子丧失了颈部以下部位的动觉和大部分的皮肤感觉，仅能感知到疼痛和发热。当肌肉用力、抽筋、疲劳和紧绷时，他也能相应有所感觉。丧失动觉之后，他立即无法行走了，甚至无法站立。他可以移动自己的四肢，却无法精确控制四肢。即便抓住某个物体，他也无法判断该物体的物理属性，比如形状或手感等。因此，他无法运用反作用力来控制自己的身体或是感知周围的世界。在重新学习移动能力的过程中，他必须监视自己的每一个动作，以了解四肢的位置。丧失动觉之后，他花了两个月的时间来重新学习坐立，花了一年半多的时间学习站立，又花了几个月的时间学习行走。他只能缓慢行走，并且需要在视觉的帮助下才能进行。这类病例本身就极少被记录在册，而沃特曼是其中唯一恢复行走能力的人。**

正如我们在沃特曼先生的案例中所见，要达到平衡与协调，视觉发挥着重要作用。但就像我们的视觉会被视觉错觉欺骗一样，动觉也会捉弄我们。飞行员知道，当处于云层或黑暗中时，他们依靠当前的视觉提示来感知空间方位是不准确的。如果他们的动觉和仪表盘的显示有出入，他们必须信赖仪表盘，否则会产生致命后果。2009 年，从里约热内卢飞往巴黎的法国航空 447 号班机坠入

---

* 位于内耳的前庭系统在三个空间平面上由三个彼此呈直角的半规管组成（图 7.8）。这个系统提供有关运动和平衡的重要信息。简单地说，是我们内耳的感觉系统探测到头部的运动并帮助其控制平衡。它的工作原理很像木匠的水平仪，只不过半规管是在三个平面上测量平衡。因此可以看出，头部在脊柱顶部的平衡直接影响到半规管。——作者注

** 动觉丧失的影响包括：①无法感知肢体运动及其位置；②熟练操作型功能严重受损；③动作异常和无法行走——重新学习走路需要付出巨大努力，且行走速度依旧缓慢；④在执行需要精细运动技能的任务时遇到很大困难；⑤丧失了通过肢体语言进行交流的无意识能力（只能重新学习有限的手势表达）。——作者注

了加勒比海。法国调查人员发现，由于自动驾驶仪断开，飞行员没有可依赖的电脑数据，也无法依靠自己的视觉判断，于是驾驶着飞机急剧上升，最终导致飞机失速。

人们对于自身在空间中所处的方位，以及自己在移动状态下做事的感觉，常常并不准确。然而，与飞行员不同的是，我们无法依赖外部工具来纠正自己的错觉。此外，与短暂的视觉错觉不同，动觉错觉会呈永久性趋势，而且逐渐变得根深蒂固。这就好比一艘船上的罗盘虽然只有稍许不精准，却会使我们逐渐偏

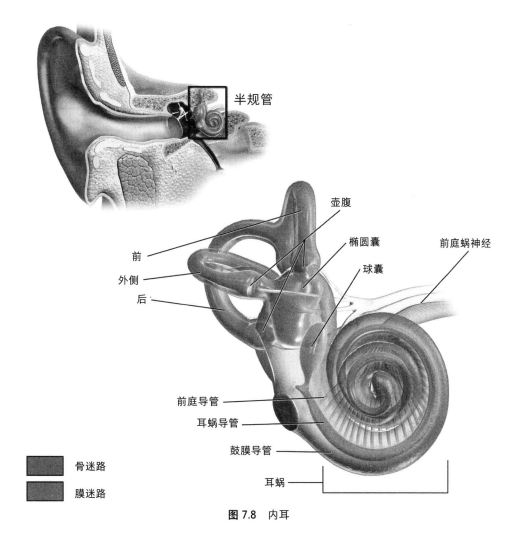

图 7.8　内耳

离航向。在亚历山大自身的案例中，他利用了镜子和自己的视觉才纠正了错误的动觉。

亚历山大惊讶地发现，自己无法准确地感知自我活动与所处空间之间的关系，这令他十分困惑。如果自己的动觉感知并不可靠，那该如何确定自己所做即所想呢？当开始观察其他人时，他发现原来这种不准确性是普遍存在的。

对于没有上过亚历山大技巧课程的人来说，这种想法很难理解。一般人也都与亚历山大一样有如上"常识"假设：我们只是在做自以为在做的事情。很多时候，真相的确会让人大跌眼镜。就像亚历山大在他自己的发现和转变过程中一样，即使意识到了感知和现实之间的差异，我们对这一现象的理性认识也不一定能立马转化为实际行动。

亚历山大技巧提供的方法，使我们能重建本体感觉和动觉的可靠性，实现所做即所想，而不至于产生偏差——动作会变得更简单，因为我们的动觉提供给运动系统的潜意识指令会变得更加精确。

在亚历山大对自己如何克服声嘶病症的生动描述中，我们看到他一次又一次地陷入困境。他不知所措，总是觉得新指令非常"别扭"，或是觉得旧有发声方式才是"正确"的。他解释说，每当他想将新意图付诸实践的关键时刻，却屡次本能地回到自认为"正确"的感觉，以致不断触发本来"错误"的动作。

很多人会觉得这个发现令人沮丧，但亚历山大的反应恰恰相反，他意识到自己也许能开辟一个新的研究领域——找到一种重建动觉可靠性的方法。他还对自己如何"痴迷"于探索这种可能性进行了描述。

那么，亚历山大是如何克服这一障碍，使自己的感官评估变得可靠呢？他解释道，为了指导自我运用，他必须停止依赖自我感觉，并运用推理过程，以便做到以下方面：

- 分析出当前的运用环境。
- 选择出（推理出）能使人更满意的运用方法。
- 有意识地规划出实施这些方法所需的指令。[6]

　　亚历山大继续解释道，即便如此，他在研究自己说话过程中自我运用的方式时发现，刺激的力量非常强大，以至于他不断被动地违背自己的意图，频繁地重复旧有的发声方式。在这一点上，许多人可能会放弃，但亚历山大却持续加强自我运用的指导能力。他很清楚，自己必须克制这种对刺激的最初反应，才能通过每个动作投射出自己的声音，并且"相信我的推理过程能让自己安全地'结束'"。这必须是一种全然的深信，而非某种靠直觉来支撑的半信半疑。[7]

　　这整个过程在《自我运用》（*Use of the Self*）一书的第 1 章中有详细讲解，这本书对于对亚历山大技巧感兴趣的人而言是必不可少的读物。

　　人们尝试改变任何根深蒂固的行为模式时，常常由于感官知觉的不可靠而受到挫败，甚至因错误的感知导致病症复杂化。比如：我们对如何协调身体及身体实际结构的概念模糊、误解关节位置及其活动范围，亚历山大将这些误解统称为"不正确的观念"。我们将在下一节中就相关内容进行讨论。

　　G. R. 德·比尔教授（G. R. de Beer）发表了一篇非常有趣的文章，题为《动物如何保持头部稳定》（"How Animals Hold Their Heads"）。他写道，哺乳动物和鸟类常常能保持头部稳定，使它们无论何时切换到警觉状态，水平半规管都能与地面保持平行，以使它们的头部准确地定位在周围的空间中。

　　他将同部门工作和学习的 10 名人员作为受试者进行研究后发现，人类保持抬头状态时，水平半规管会后倾 10°～15°，而非真正处于水平状态。虽然 10 个人作为采样来说规模并不大，却还是很有代表性。因为根据亚历山大技巧老师们的经验，几乎所有学员在试图保持直立状态时，头部都会出现后仰情况。他评论道："现在的问题是，如果哺乳动物所保持的头部位置能让半规管处于水平状态，这究竟对它们有什么好处呢？为什么人类的默认状态会跟动物不同呢？到底是什么原因致使人类放弃了这种优势呢？"[8]

　　在回应这项研究时，T. D. M. 罗伯茨博士（T. D. M. Roberts）写道：

　　　　然而，如果考虑到头部的正常移动和参考平面的倾斜度，我们就会发现，对于大约 30 种哺乳动物和 20 种鸟类而言，每种动物各自的半规管几乎都与地平线平行。我们可以以此反推什么应该算作人类头部的"正常"位置。当人类的半规管平行于地平线时，其头部会呈现类似于拳击手的警惕姿态，以维持平衡。[9]

对人类来说，如果头部错位时间太长，半规管就会将这种姿态默认为直立状态。由此，我们很容易想象如果一个木匠的水平仪读数偏离了 10%~15%，会建造出一个什么样的结构！

不正确的观念

亚历山大提到，人们在寻求平衡与协调时，"不正确的观念"是他们的主要障碍，这会严重影响人们的自我运用方式。

这些误解又与我们错误的感官知觉相结合，使原有的功能失调变得更加复杂。因此，有必要从观念上重新培养动觉。这些不正确观念一部分与身体各部位的位置有关，另一部分与身体部位之间的相对关系有关，还与全身各关节的运动潜能有关，或者与执行某些动作所需的工作量和类型有关。

以下是有关身体协调的常见错误认知：

- 到底什么是"站直"？
- 从事日常活动到底需要多少能量？在大多数时候，我们在最简单的活动中投入了过多精力，比如为打开罐头瓶盖、开一扇门，或者切一块面包所付出的精力。
- 肩胛带的定位：许多人准备坐直或站直时，会将手臂和肩胛带的肌肉作为姿势肌。在这个过程中，肩胛带的自由定位会受到干扰，因此大多数人会立刻感到这一区域的肌肉紧绷。

- 颈关节的位置——颅骨与脊柱顶部椎骨连接的部位。许多人以为颈部不是脊柱的一部分，但颈部确实是脊柱的顶端。
- 髋关节的位置。
- 膝关节的位置。
- 脚踝的位置。
- 脊柱与躯体其他关节的健康活动范围。
- 横膈膜在呼吸中的位置和作用。
- 肺部的位置。
- 腹腔的形状及其在健康呼吸中的运动。
- 与呼吸相关的其他错误。

本书囊括了有关身体结构认知中的一些特定错误（人们对身体结构及其活动潜能的误解）。此外，我们还研究了一些慢性疼痛对健康的相关影响要素。

第 8 章　全方位自我保健法

只问耕耘不问收获，将获得安宁；贪恋成果，则立即身陷图圄。

——《薄伽梵歌》(*Bhagavad Gita*) 5:12

"结果导向"(end-gaining)这一术语是由亚历山大创造的，用来描述一个人对目标全神贯注而完全不顾目标实现过程的一种心态。他将这个术语与另一种行动方法进行了对比，即把焦点从预期目标移开，专注于能够实现该目标的行动手段。这样的焦点转移，必然涉及自我运用方式的改变。

观察自己练瑜伽时的情形便不难发现，我们很可能会像在其他任何活动中一样，一味地追求结果。人们经常会对某种特定姿势有一种定格心理印象，这个印象可能来自老师的示范、瑜伽书上的图片或者班上某个身姿更灵活同学的示范。这幅心理图片很容易成为我们的动力，促使我们拼命练习，完全不顾自己的身体是否能承受。

换句话说，正如亚历山大所述，我们都倾向于"直接奔向终点"，比如在加强背部伸展式中总是试图把头部放在腿上，或者做三角伸展式时总是试图把手放在地面上等。也许我们最终的确做成了体式，但付出的代价往往是摔倒、压迫甚至受伤。

不过，我们可以换一种方式——将瑜伽练习作为一种契机，培养我们克制这种初始反应的能力，并利用指令来协调自身，再在体式中继续延展这种能力。因此，我们应该采用各种更好的方法，摒弃僵硬地模仿姿势这种方式，让体式真正发挥利于身心的作用，以代替"结果导向"。

　　瑜伽中经常用"将自我融入练习"这个短语来描述这种结果导向的心态。在《帕坦伽利瑜伽经》（11:46）中提到，在任何活动中，我们的身体都需要安稳与放松，即舒适的姿势（sthira-sukham-asanam）。只有在练习瑜伽和日常生活中注意代替结果导向的方法，我们才能做到这一点。

作为间接方法的亚历山大技巧

　　亚历山大技巧是一种间接方法。如我们所见，这种技巧能克制那些掌管惯性熟练动作的信息，并用生疏的信息来培养新的动作。

——F. M. 亚历山大[1]

　　亚历山大技巧的基本方向是使人们将注意力从病症表象转移开，从更广阔的角度去看待整个问题。与直接关注特定病症表象的治疗模式不同，亚历山大技巧注重的是整体运用模式。

　　人体是一个统一的整体，如果任何一个部位发生变化，都不可避免地会影响到整体，甚至导致难以预料的后果。因此，这项技巧的重点始终是整体自我运用的改善。因为改善了整体环境之后，特定部位的病症也会随之获得缓解。

　　我的一位意大利朋友（后来成了亚历山大技巧老师）讲述了自己在第一节亚历山大技巧课堂上因为误解而经历的趣事。当时，她向自己的澳大利亚老师描述了自己的膝盖病症之后，老师开始帮她将头部平衡保持在颈部之上，并没有处理她的膝盖病症，于是她误以为自己的英语表述水平太糟糕了，导致老师没有理解到位。

　　几个世纪以来，各种瑜伽书籍一直在宣扬特定体式对特定器官的好处或对特定疾病的疗效，这些主张在早期的哈他瑜伽教材里几乎随处可见。例如，《哈他瑜伽之光》概述了孔雀式的好处："这种体式能迅速瓦解多种疾病，消除腹部不适，也能消除由痰、胆汁和胃部胀气引起的疾病；能消化过量摄入的不健康食物；增加食欲；化解剧毒。"[2] 更多近现代书籍中则列出了一些与特定腺体、器官和疾病相关的体式，并宣称这些体式会对疾病产生积极作用。

虽然其中一些说法还有待研究，但我相信某些特定的瑜伽体式的确可能会有益于相关疾病。但要想从中受益，必须要适当分析当前疾病，并将起始控制的协调功能融入练习当中。

预防胜于治疗

我们应该避免痛苦生起。

——《帕坦伽利瑜伽经》11:16

预防为主，治疗为辅。

——谚语

正是由于人们在实践中认识到预防的重要性，才得以进入越来越高的进化阶段，并为人类活动和成就开辟了最大限度的可能性。

——F. M. 亚历山大[3]

以下是佛教中关于四匹马的寓言：

第一匹马根本不用主人举鞭就会自己奔跑，第二匹马只要看到主人举鞭就会奔跑，第三匹马只有被鞭子打疼才会奔跑，而第四匹马要被鞭子抽打到痛入骨髓才会奔跑。

佛教传统四谛中的第一条真理"苦谛"告诉我们：人活在世间，就不得不面

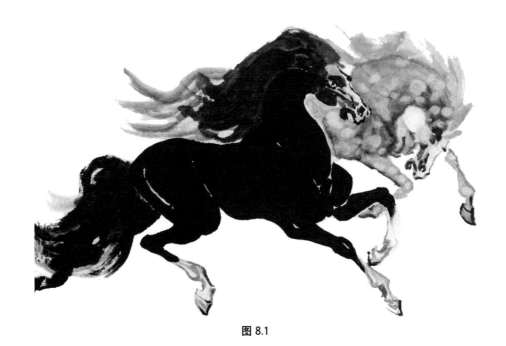

图 8.1

对各种程度的身心烦恼和痛苦。

　　几乎每个人的身体中某些系统或部位都特别容易受到不平衡的影响，尤其当我们的身心过度紧张或承受过多压力时更为明显。但对许多人来说，这些情况在大多数时候都比较容易解决。如果我们有一定的自我认知，就能够通过制订饮食、锻炼和生活作息计划等，去舒缓那些可能会引发我们弱点的压力源。除了生理问题，我们还很容易沉浸在令人痛苦的想法、情绪和行为中。预防远胜于治疗，瑜伽和亚历山大技巧都为人类易患的各种疾病提供了良好的预防策略和治疗办法，这些疾病通常是由于忽视健康生活的基本规律而产生的。这两套系统的宗旨都是让人体进入一种更为平衡和轻松的状态。

　　如果纯粹从生理层面来看，持续反常的自我运用意味着在过去的几十年里，刺激性的负面压力不仅持续施加在我们的肌肉、肌腱和关节上，还不断地施加在内脏器官上。这种反常运用最终会导致器质性疾病和功能性疾病，而把这个过程简单地看作生理过程是错误的。身体的收缩和限制会影响我们的精神与情绪，反之我们的身体又受到精神与情绪的滋养。如果非要将身心分开，只能说在某些特例下，其中一方可能稍微重要些。例如，如果我在事故中摔断了腿，由之而产生的生理限制会影响我的精神和情绪状态——在呼吸、肌肉、关节、日常活动、血压、消化活动以及身体每一个生理过程中，都会持续产生愤怒或烦躁的感觉。

即使亚历山大技巧关注于姿势、动作和呼吸等非常直观、具体的过程，我们也不能忽略一个事实，即所有过程都是整个人体的反映。事实上，如果想要改变这些过程，仅从表面介入是不可行的，唯有进入更深的层面才能真正达到效果。

因此，帕坦伽利瑜伽和亚历山大技巧的对应措施都是先培育专注而智慧的觉察力，以确定问题的根源，然后制定指令与克制策略，从而改变深层的旧习。瑜伽称这些旧习为业力或习气[4]，它们就是我们追求健康的障碍。

在过去 30 年里，这四种类型的"马"都曾出现在我的教学实践中，我的大部分学员属于第二类或第三类。对于那类疼痛已深入骨髓的人来说，通常会出现相当程度的组织损伤。有时，这类人会采取手术干预的措施，尽管这都是些可有可无的手术。

亚历山大技巧的作用并不在于治疗这种损伤，而是改变自我运用方式，以持续减轻压力，使其自然痊愈。

亚历山大常把这项技巧描述为"一种预防技巧"。他的意思是，该技巧能促进健康状况，大大降低疼痛或疾病发生的可能性。

瑜伽诞生之初，并不旨在成为一种治疗手段或补充疗法，而是实现人体更高级的功能，包括社会、身体、心理和精神维度的所有方面。

第9章　亚历山大技巧课程的主要内容

　　我们要学会克制和指导自己的活动。那么首先，我们要学会克制对特定刺激的惯性反应。其次，我们要有意识地指导自己去影响特定的肌肉拉伸，这些过程会对这些刺激产生新的反应。总而言之，这一切都是为了克制对特定刺激的特定反应，但是从未有人会这样思考。他们只把这些看作类似于从椅子上起来和坐下的正确方式，觉得一切不过如此。是否愿意这样去做是由学员自己决定的。他们可能会用解剖学和生理学来反驳，直到他们面露不解——我们总是要面对这样的问题：坚持一个违背日常生活习惯的决定。

——F. M. 亚历山大 [1]

　　虽然不同的老师在具体授课过程中会稍显差异，但所有正宗的亚历山大技巧训练都包括"克制对特定刺激的反应"和发送指令的内容，以此来改善某些活动中的起始控制。老师们的实现方式会稍有差别，但大多数亚历山大技巧课程都包括上述过程。

评估 / 诊断

　　我们已经在前文讨论过熟练进行评估与诊断的重要性，这种评估与诊断使亚历山大不仅得以纠正错误的自我运用方式，还找到了新的发声方式，同时大幅度改善了自己的健康状况。

在一段有趣的书面记录中，亚历山大向一位女士描述了他的评估过程。当这位女士得知自己居然是亚历山大56年教学生涯中最糟糕的自我运用案例时，心里闷闷不乐，觉得自己受到了侮辱。"我一眼就能判断出……你的皱纹胜过千言万语，眼神能充分说明一切，体态更是将所有问题都暴露出来了。但别灰心，总有一天你会把那根可怕的棍子扔掉。"[2] 她后来确实做到了。

关于亚历山大技巧，老师都接受过训练，因此他们在观察学员的整体自我运用过程中会特别关注起始控制所受到的干扰，以及学员们可能持有的错误想法，包括如何协调自己、学员的反应水平以及潜在情绪状态。亚历山大经常谈论教学背后的方法，而诊断永远是首要步骤。这份诊断报告会提供给学员，同时还会给他们一份解决潜在问题的建议。除了最初的评估和诊断之外，学员们在亚历山大技巧课程期间还会收到他们自我运用情况的即时反馈。

椅子练习

亚历山大帮助学员协调自己的主要方式，是让他们在椅子上反复交替站坐（图9.1）。这些动作我们在一天中要做很多次，但是如果我们仔细检查这些动作，就会发现自己往往动用了大量多余的肌肉。比如，一个人从椅子上起身时，常常会出现头部后仰和颈部紧缩。此外，其肩膀会耸起，腰部向前凹，腆着肚子。这一切都会使躯干紧绷，迫使腿部的工作强度超过将身体从椅子上抬起来所需要的力度。有的人还会头部前垂，肩膀紧绷高耸，整个脊柱弯曲，迫使双腿支持起既沉重又蜷缩着的躯干。

人们坐下时，常常会重重地跌坐在椅子上。这种误用始于头部后缩，导致背部伸肌收紧，脊柱缩短。

首先，学员们需要学会克制对坐下这个刺激的初始反应，随后需要发出能够使身体协调的指令，而非导致僵硬的指令。这样，他们的头就能引导整个动作，使整个躯干伸展开来，能在坐下的同时弯曲髋部和膝盖。躯干和腿部之间不存在所谓的"正确"角度。在这一动作中，"正确"方式就是用脚支撑整个动作，协调地稳住方向，而不是在其他部位耗费过多的抓握力和张力。从椅子上起身的过程则刚好相反。在课堂上，老师经常教导学员保持双脚持平。但是亚历山大建议，日常生活中从椅子上站起来时，将一只脚稍微往后挪一点会更容易一些。[3]

同样，这是一个克制初始反应、发送指令以协调全身，以及在整个动作中保持这些指令的过程。

亚历山大只会给承诺至少能参加三周课程（每周五节课）的学员上课，而训练在椅子上交替站坐的过程就是课程的主要内容。

在关于神经可塑性的第 13 章中，能显而易见地展现出这种方法的玄妙之处。同时该章将会进一步说明，在取代旧有习惯之前，为什么必须长期重复和训练一种新的习惯模式。站与坐的神经系统模式及两者之间的动作转换，是许多动作的基础。因此，在这一过程中所培育出的新的牢固的心理过程能够运用于所有的日常活动中。

猴式／弓步式

亚历山大技巧的老师会让学员做两个与椅子练习相关的基本练习，需要学员向前弯曲双腿或降低重心（图 9.2、图 9.3 和图 19.1）。我们稍后将看到，这些运动还会

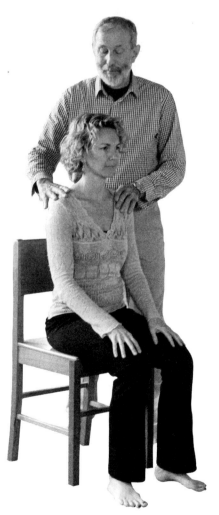

图 9.1　椅子练习

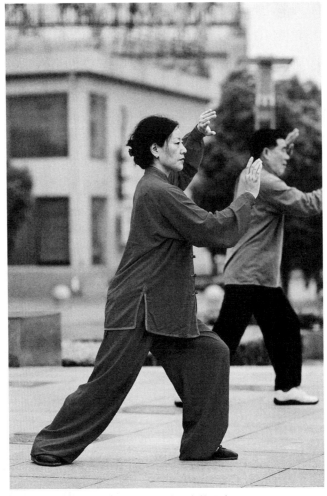

图 9.2　动作过程中的弓步

帮助提升肌肉支撑力和弹性。

　　我们需要保持头部、颈部和躯干的中枢协调（起始控制）才能进行熟练动作，这样当向前弯腰、向地面移动或放低身姿时，才不会打破这种协调。请想一想冲浪者、合气道大师、滑雪者或等待接发球的网球选手的动作与身姿。从这些技术娴熟的运动者身上，我们能看到：他们的膝关节向前伸且放松，全身重心下沉，身体开放而舒展，对环境充满警觉而身体却一点儿也不僵硬。其实，正是僵硬的身体破坏了我们的即时行动力和迅速反应力。

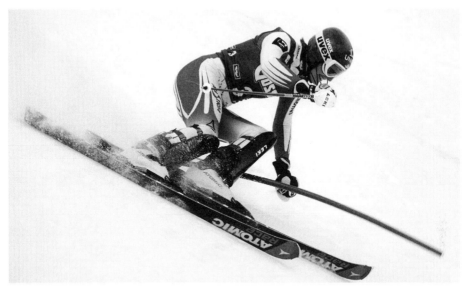

图 9.3　运动中的猴式

桌子练习

桌子练习是指让学员双膝弯曲、仰卧在桌子上。在这个过程中，学员能够在老师的帮助下，获得比平时更多的舒展和释放。在教学过程中，通过直立和功能性活动来重新塑造运动模式是非常重要的，这一过程可以用这种半仰卧姿势辅助完成。在这种半仰卧姿势中，老师能帮助学员消除在直立时难以释放的深度挛缩，使他们在离开桌子重新直立时，能够更加容易地协调整体。

应用练习

应用练习是指将亚历山大技巧应用于各项活动中。虽然从椅子练习中获得的学习和思考能够为其他活动提供信息，但是特定的活动可能需要个性化思考。例如，音乐家应如何根据乐器来调整自己？上班族如何根据电脑来调整自己？瑜伽练习者如何根据特定瑜伽体式的要求来调整自己？

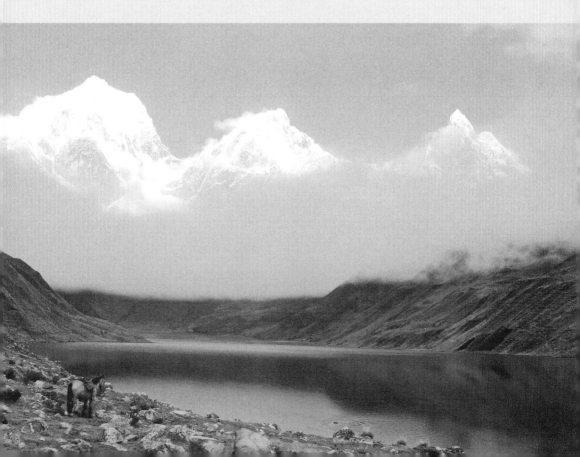

第三部分

关于瑜伽练习的思考

第10章　用个性化方法避免受伤

从解剖学和生理学角度来说，生物体存在着多样性和差异。但是，几个世纪以来，教科书的编纂者和老师都未能理解这个重要概念，更不要说向学员传授这个概念了。这导致人们误以为教科书的内容是永恒不变的真理，即便出现例外，也仅是偶然。

——《图解人类解剖变异大百科》（*Illustrated Encyclopedia of Human Anatomic Variation*），作者伯格曼和阿代勒（Bergman and Adel）

我们每个人都是独一无二的个体。除了同卵双胞胎之外，没有哪两个人会极其相似，这包括我们的精神、心理和情感构成，以及肉体。数千年来，让整个身心获得成长和完善是瑜伽士们一直努力的目标，老师（古鲁）与学员（门徒）之间的一对一传授是达成这种目标的常规形式。

20世纪70年代，我在马德拉斯的克里希那玛查亚瑜伽中心学习时，除了学习《瑜伽经》的集体课之外，所有的哈他瑜伽练习都是一对一授课。然而，当今的哈他瑜伽却通常是以集体课的形式授课，学员们统一练习老师示范出的系列体式。因此，班级人数太多时，老师无法观察到每一个人的情况，也就看不出这些体式到底会帮助学员还是伤害学员，更不要说如果其中某些体式不适合某些学员时，再给予其个性化指导，让他们练习更适合自己的替代体式了。

我们在查阅解剖学书籍时，常常会误以为图中展示的人体构造是一成不变的。然而，其实在这种"正常人体构造"范围内，存在着很大的个体差异。解剖学中重复的许多基本"事实"并不适用于所有人。例如，大约每 1.2 万人中就有一个人的心脏并不长在胸腔左侧，而是在右侧！事实上，这种个体差异是一种规则，而非例外。人体解剖结构的每一个方面都可能存在差异。血管和神经脉络、器官的位置、肌肉的起点和止点、骨骼的形状和关节的方向等，都仅仅是人体内许多差异中的一小部分。

正是这些差异使我们每个人拥有不同的优缺点。拿前脚掌占整只脚的比值来说，出色的短跑运动员就要高于常人，因此他们能在比赛一开始就迅速冲刺；而出色的长跑运动员的红 / 白肌肉纤维比值要比常人高得多。腕管周围的神经、血管、肌腱和肌肉的差异可能会导致手部神经易发生撞击，引发腕管综合征。股骨头（髋关节球）与髋臼（球窝髋关节的凹槽）的形状和方向的差异会决定一个人能否轻松卜蹲，有些差异会使部分人容易出现髋关节问题。

保罗和苏茜的阴瑜伽教学网站为本章提供了部分骨骼照片，照片中显示了髋臼在角度和位置方面的显著差异（图 10.1A—图 10.1C），以及股骨经过扭转之后，在股骨头的尺寸、角度和方位上的差异（图 10.2A—图 10.2F）。

错误的自我运用会对个体产生各式各样的影响，作为一名亚历山大技巧兼瑜伽老师，我对这些现象非常好奇。长期自我运用不当可能会诱发下列症状：头部、颈部、背部、髋部、膝盖或足部疼痛；呼吸或声嘶器官出问题。但有时，看似自我运用得当的人也会遭受相当大的痛苦，反而自我运用不当的人却很少遭受疼痛或功能障碍的困扰。我们将在第 12 章中进一步讨论这一令人困惑的现象。

我们常常以为，在进行类似于哈他瑜伽的练习时，如果自己足够努力，练习的时间足够长，就一定能做到书上或老师所展示出的标准体式。但是，我们必须要参考自身的实际能力。以我自己为例，在长年累月高强度的瑜伽练习之中，我一直以加强背部伸展式拉伸腘绳肌。结果，我膝盖周围的韧带受到了过度的牵拉，驼背也越来越严重。我的膝盖开始疼痛，原本就已经过度弯曲的上背部也受到了更多压力。当然，这并不是意味着这个体式不适合我，而是说我需要巧妙地运用这个体式才能从中受益。

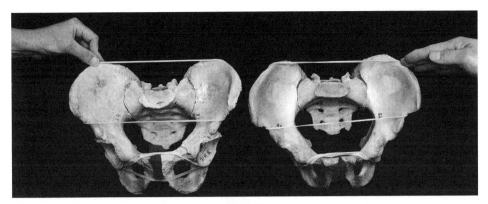

图 10.1A

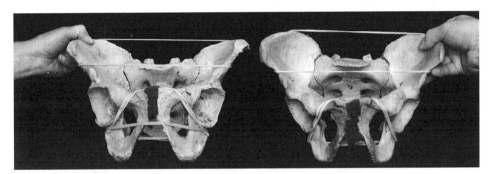

图 10.1B

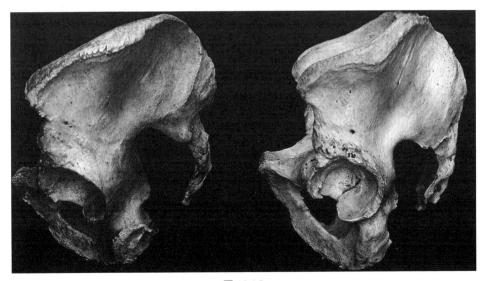

图 10.1C

即便做相似的练习，每个人的柔韧度改善程度、肌肉大小或力量的提升程度也不尽相同。根据一项大型单边抗阻训练的调查研究，在肌肉大小和力量增长变化方面，"男性和女性的训练结果差异很大：一些受试者表现出巨大变化，比如肌肉增长超过 10 厘米，力量也翻了 1 倍，而另一些受试者却几乎没有什么变化"。[1]

当然，我们都清楚，这种差异也与人的性情有关，比如他们对待生活的方式以及练习瑜伽的态度。与拖沓懒惰的人相比，积极主动的人会以截然不同的方式进行练习。了解我们自己的性情，并且明确这些性情会对我们的瑜伽练习造成什么样的影响，对改变自身的瑜伽练习方式很重要。精进分子通常都是坚定的"目标导向者"，他们会迫不及待地全力投入体式练习中。相较而言，懒惰的人则可能由于无法全心全意地投入，而不能从中充分受益。在瑜伽课上，老师需要因材

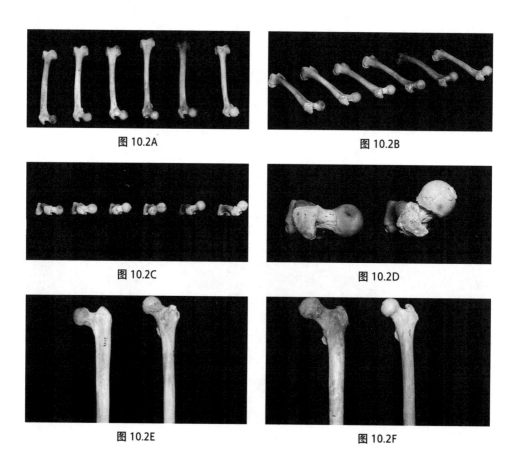

图 10.2A

图 10.2B

图 10.2C

图 10.2D

图 10.2E

图 10.2F

施教，根据学员的自身情况来决定是否让他们参与统一的体式练习。

柔韧度

人体内单个或多个关节的活动范围决定着我们的柔韧度，柔韧度即关节在不同方向和平面上自由活动的程度。由于遗传，我们每个人的肌肉僵硬度和柔韧度都有所不同。此外，每个个体全身不同部位的柔韧度也有所不同。例如，有的人做前屈体式比做后弯体式更容易，而有的人则相反。

在亚历山大瑜伽练习中，改善协调性始终是我们的首要任务，柔韧度的改善只是其次。对于不是舞者或体操运动员的普通人来说，一般的柔韧度已经足以应付日常活动，真正影响我们舒适度、幸福感和健康的是自身的协调性。练习瑜伽体式能让人们有机会留意到自己的移动方式，捕捉并拒绝（克制）对惯性冲动做出反应，从而更恰当地协调（指导）自己。无论一个人的柔韧度如何，练习瑜伽都会有利于自我觉察和正确进行自我运用。

我们的整体柔韧度主要取决于两个因素：第一，肌肉和结缔组织的生理状态；第二，我们的神经构成，因为它决定了我们肌肉的"张力值"，牵张反射会在张力作用下启动，并使肌肉在牵拉的时候开始收缩。神经与柔韧度的关系很明确——在麻醉状态下，所有的肌肉张力都会消失，即便是最僵硬的身体也能任人摆布，做出任何姿势。

骨头之间的接触点也限制着某些关节活动的范围。当骨头之间相接触时，关节内无法再进一步活动。当然，特定关节内的这些接触点也是因人而异的。

如我们所见，髋臼和髋关节股骨球的形状、结构与方向存在着很大的差异。其中一些差异可能会阻碍人们做深蹲动作。同样，椎骨的形状、结构和方向的差异，意味着骨与骨之间接触这种内在局限决定着一个人的后弯程度，无论一个人多么努力地想扩大这个动作的范围，由于接触点不同，后弯程度也会不同。

我们的膝关节是身体中少数几个不发生骨对骨限制的关节之一。肌肉、韧带和关节囊限制着膝盖的活动范围，使膝盖在瑜伽练习中特别容易受到过度拉伸，又容易在我们的日常活动中持续受限。

　　每个参加瑜伽课的人所拥有的整体柔韧度都不相同。有的人过度松弛，有的人又过度僵硬，每个人身体各关节的活动范围也有所不同。瑜伽练习的确能够帮助人们增加身体柔韧度和活动范围。但是对于肌肉组织和韧带都过度僵硬的人来说，他们所能达到的活动范围仍是有限的，有时甚至是极为有限的。这些人会说："我试过瑜伽了，但是我达不到目标。"这也意味着他们难以把瑜伽课上的动作做到位。其实这些对瑜伽望而生畏的人，如果能改善柔韧度，也会让自己全身受益。他们只需要在练习时对体式进行一定的修正，就能协调地完成动作了。

　　即使不去深入探讨肌肉与结缔组织等生理系统以及神经系统的工作原理，柔韧度仍然是一个很有趣的话题。拉伸之所以有效，并不是因为我们的肌肉或韧带被永久性地拉长了（至少不会在短短几周之内），而是因为我们对拉伸的感觉发生了改变，使自身能够忍受进一步的拉伸。我们自己也能够注意到这种效果：

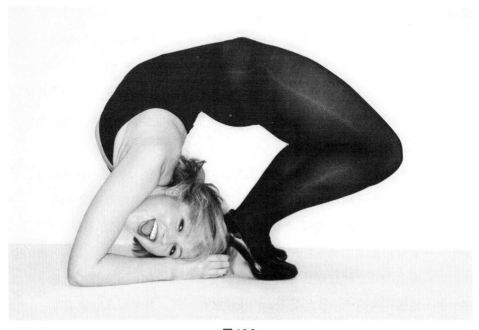

图 10.3

如果在较短时间内保持拉伸状态或多次重复拉伸，我们的拉伸幅度就会越来越大。其实我们根本没有改变肌肉或结缔组织的长度，因为在这么短的时间内根本无法做到长度的改变。目前关于拉伸运动和瑜伽是否能有效改变肌肉和结缔组织，还没有超过八周的研究。神经系统内的变化才是我们获得更好柔韧度的主要因素。

天生肌肉僵硬的人在做前屈体式时无法把头放到腿上，也无法体验到将许多体式做到位的感觉，更永远不可能成为《瑜伽》杂志的封面模特。然而，通过巧妙的练习来逐渐放松身体，摆脱过度僵硬，也会释放内在的压力，从而让日常活动更加舒适、放松。事实上，肌肉和韧带僵硬（或相当僵硬）的人应该感到欣慰，因为正是这种僵硬，能防止其关节超出活动极限。因此，柔韧度有限的人，完全不用嫉妒在瑜伽课上能够像椒盐卷饼一样活动身体的练习者。

身体过度灵活则是另一种极端，这意味着这类人体内的某些结缔组织处于松弛状态，会使其关节活动超出正常范围。身体过度灵活比过度僵硬更成问题，因为无论是在日常的各种动作中还是剧烈拉伸运动中，如果让关节保持在极端位置，关节和韧带都会受损。由于身体灵活而产生疼痛和其他症状的人可能会被诊断为患有"关节过度活动综合征"（JHS）。但是关节能过度活动，也成了舞者和体操运动员脱颖而出的必备条件。[2]

一篇有关关节过度活动综合征的医学概述指出："研究表明，要想增强关节的稳定性，达到强身健体的目的，姿势、本体感觉、教育、力量和运动控制非常重要。"这正是对亚历山大技巧和瑜伽的最好描述。这篇研究报告估计，约 1/5 的肌肉骨骼疼痛与关节过度活动综合征有关。[3]

与身体不太灵活的人相比，身体过度灵活的人会更喜欢瑜伽，因为他们能够轻松驾驭这些体式。但是为了安全起见，他们应该重点提升自己的整体协调性和力量，而不是继续扩大身体的活动范围。通常，即便是身体过度灵活的人群，体内一些部位还是会比较硬，用以弥补灵活部位的支撑不足。随着姿势支撑的协调性和稳定性逐渐提高，他们可能需要同时努力提高某些特定领域的柔韧度。

身体过度灵活人群在瑜伽练习中需要注意下列事宜：

● 如果某些关节不如其他关节灵活，要特别注意保证这类关节的安全。

● 如果对关节承受的压力大小没有感知，很容易造成超极限拉伸。因此，培养一定程度的感官意识非常重要，这样我们才能在第一时间觉察到过度拉伸。

● 和一般人一样，这类人群也会感觉到肌肉僵硬，只是产生这种感觉的概率较低。

● 这类人群体内的某些关节，常不自觉地长时间处于过度拉伸状态，尤其是膝盖。因此，为了更好地支撑关节，强化关节周围的肌肉是一种方式。要实现这一点，就需要在协调的日常活动中增加关节的稳定性，再通过瑜伽的各种体式训练来强化和保持良好的协调性。这与其说是力量的问题，不如说是运动知觉的问题。

● 对于膝盖、脚踝和双脚过度灵活的人来说，保持平衡的过程中可能充满了挑战。因此，他们非常适合练习一些考验平衡能力的体式，以重新培养反射协调，从而更好地支撑这些关节。

最后，无论我们的身体是过度灵活还是过度僵硬，抑或介于两者之间，都需要确保自己的瑜伽练习符合当前的身心状况，不要去迎合一些外在的完美理念。

减少不必要的柔韧度

即使是身体并不过度灵活的人群，某些关节也可能存在着习惯性地伸展或延伸，远远超出了关节活动的健康范围，请看如下两个例子。

脊　柱

30年前，我向前屈体时，几乎能把头靠在膝盖上。而现在，我却要开心地说，我再也不做这个动作了。因为我当时全靠弯曲自己的胸椎来实现这个动作，导致自己原本就很严重的驼背更加恶化。在后来多年的日常生活中，我一直避免以背部为起点做前屈体式，而是以髋部为起点，并且还以屈曲髋关节来练习猴式。如今，我再也不必将脊柱置于这种极端的位置了（头部靠在膝盖上）。或许我应该说，以我们现在对柔韧度的了解来看，我的神经系统不会同意将这个部位的肌肉和韧带拉伸到极致。

这些年来，为了在日常活动中保持脊柱（后背）的长度，我也一直在使用亚历山大技巧的指令来获得反方向的柔韧度。为了让身体更加柔软而放松，我一直在练习半仰卧屈膝式（见第 16 章）。同时，为了能获得更大限度的伸展柔韧度，我也一直在尝试一些扭转体式和后弯体式。

膝 盖

膝盖是许多人习惯性过度灵活的另一个部位。膝关节过度活动表现为过度伸展和内旋而导致膝关节交锁，从而为膝关节、双足和腰部带来长期问题。

一旦膝关节交锁获得释放，股四头肌就不得不打开，接管以前由关节的骨骼和韧带被动完成的工作。人们发现这些肌肉很快就会疲劳。其实，与其加强股四头肌，还不如确保这些肌肉在日常直立活动中有效发挥功能。

我们如何能变得更加柔韧

如上所述，肌肉在拉伸后变得更具延展性，传统观点普遍将其归为肌肉长度的机械增加。然而，越来越多的研究反驳了这类理论。此外，经过对拉伸运动的研究后发现，无论是单次练习还是为期三至八周的练习，柔韧度的提高似乎取决于受试者的主观感受。[4] 这就能解释为什么在单次瑜伽练习结束后，我们会感觉自己的拉伸能力有所增加。但其实在短短一两个小时的课堂内，我们不可能改变身体的基础结构。

我们如何能变得更具硬度

如果我们能通过训练神经系统来提升肌肉的延展度，也就意味着我们也能用相似的方式让肌肉更具张力。特定的强化锻炼确实能增强肌肉的力量和硬度。在直立姿势中，对于某些不能充分稳定关节或给予足够支撑的肌肉及肌群，正需要这样的强化锻炼。我们的目标不应该仅仅是柔韧度，而是柔韧度和力量之间的适当平衡，我们可以通过适当的协调来培养这种平衡。

柔韧度与作为热身活动的拉伸运动

体育专家、教练和运动员之间最爱争论的话题之一就是拉伸与柔韧度的重要性。一些人认为：人们普遍认同在运动锻炼前做拉伸，这能够帮助"热身"并降低受伤概率，但这种认知是错误的。而且，在参加速度运动或力量运动前做拉伸会暂时降低肌肉强度，影响运动员的正常发挥。另一些人则认为：拉伸应该成为所有运动的常规热身动作。

在这一点，以及运动员在上场之前做拉伸是否会有碍正常发挥的问题上，人们还没有达成共识，这也很可能是因人而异的。于是，为国家培养了许多优秀奥运会选手的澳大利亚体育学院，在认真考量这些讨论之后发布了以下指导方针：

> 热身和放松时都可以做拉伸。只是在热身时，不要太注重静态拉伸，应该让肌群适应即将参加的运动，根据这些运动来进行拉伸（主动拉伸）。而在运动结束后的放松过程中，可以使用静态拉伸来提高柔韧度。

拉伸时的一些规则：

- 拉伸前需要热身。
- 在锻炼前后都要进行拉伸（热身时主动拉伸，放松时静态拉伸）。
- 所有参与这项运动的肌群都应该得到拉伸。
- 拉伸时动作要轻缓。
- 切勿剧烈弹跳或剧烈伸展。
- 轻缓拉伸至轻微不适（没有疼痛）的程度即可。

●拉伸时请舒缓呼吸，不要屏住呼吸。

●不要做激烈的拉伸运动。[5]

受　伤

2012 年，作家威廉·J. 布罗德（William J. Broad）在《瑜伽的科学》（*The Science of Yoga*）[6] 一书及《纽约时报》的文章中，就瑜伽练习造成的伤害问题向公众发出了警告，这引发了一场激烈的辩论。

瑜伽当然并不是唯一可能会导致伤害的运动，久坐才是真正最危险的活动之一，它会导致极高的发病率和死亡率。一项极具影响力的纵向研究对 1.7 万名加拿大人进行了抽样调查，专门考察久坐时间与死亡率之间的关系。研究表明，久坐与全因死亡率和心血管疾病（非癌症）之间有着非常明显的联系。[7] 当然，大多数从事久坐工作的人也都已经熟悉其带来的各种酸胀、疼痛和直接伤害。

任何活动都有造成伤害的可能。我们在活动中的自我运用好坏，以及是否正确解读自己的身体所传递出的信息，如疼痛或力竭等，直接决定着我们在活动中是否会受伤。很多人因使用电脑鼠标和键盘、慢跑、做园艺、举重、唱歌、演奏乐器、跳舞、有氧运动、开车、打高尔夫球、滑雪、绘画、游泳或许多其他活动而导致身体受伤，我曾与这类人接触过。这些伤害都是由长期错误的自我运用，加上不注意解读身体发出的报警信息造成的。在布罗德关于瑜伽造成伤害的章节中，他提出对身体的误用和忽视是伤害的根源。其实，某些特定的瑜伽体式的确比一般体式更容易造成伤害，我将在下面讨论这一点。

我想，任何练习过瑜伽的人都曾经历过某种程度的劳损或受伤。但是对于专心练习、协调得当并正确解读身体信息的人来说，瑜伽则更能帮助他们解除体内这种容易致人受伤的紧张感。事实上，亚历山大瑜伽的练习就是要培养这些能力。

然而，现在许多瑜伽课的教学都不够细致，也忽视了瑜伽练习的本质。事实上，布罗德指出，许多"明星"瑜伽老师都深受其害，他们当中很多人都因为身患严重的髋关节问题而不得不进行髋关节置换手术，这完全不是什么新鲜事。让学员"克服痛苦"这种指导思想在 20 年前非常普遍，幸运的是，现在这种指导思想不再流行了。但与更重视内观和沉思的传统瑜伽相比,现代瑜伽更类似于健身操或有氧运动,会使人更加容易受伤。

在布罗德书中列举的大量重伤案例中,其中一名男子练习肩倒立式后发生了中风。医生注意到他的下颈椎处有瘀伤,这正是他在做这个体式时反复撞击坚硬的地面造成的;另一个案例发生在一名妇女身上,由于在练习加强背部伸展式时睡着了,她遭受了严重的永久性神经损伤;还有一名男子以金刚坐式在一天内坐了数小时后,神经受到了严重损伤。这些都是没能积极听取身体信号的案例。

直到我读了布罗德的书,才意识到在练习头倒立式、肩倒立式或极限下腰时,可能会导致椎动脉阻塞而引发中风。这种情况虽然罕见,但后果极其严重。其实在多年前,我已经在自己的瑜伽练习和授课中取消了头倒立式和肩倒立式,因为这些体式对我脆弱的颈椎造成了巨大压力。近年来,人们似乎对头倒立式的潜在危害有了更加广泛的认识。《瑜伽》杂志的医学编辑认为头倒立式"对普通班的学员来说太危险了"[8],并指出这种体式可能是他自己患上胸廓出口综合征的原因。我将在关于变式的章节中进一步讨论这一点。

来自一位不幸受伤的瑜伽学员的报告

"我原本以为自己的受伤是运动引起的,而且以为练习瑜伽会对伤情恢复有所帮助,所以就开始尝试练习瑜伽。没想到几周后,我走着走着,突然感到一阵从未有过的剧痛!于是我停止了瑜伽练习,现在我的理疗师告诉我永远不要再练习瑜伽了。

话虽如此,但我仍坚信练习瑜伽有益处——在适当的环境下,练习瑜伽不见得是一件坏事。就像许多人所说的,主要问题在于班级规模太大,老师们并不能真正了解每个学员的问题。我练习瑜伽的地方有很多啦啦队队长类型的老师,他们经常说:'再多拉伸一点!哇,你做得太棒啦!你确定自己才练习了两周吗?!'现在我明白是怎么回事了,也明白问题出在哪里了。但是无论如何,我确实觉得核心强化练习对自己很有用,可能哪天我会再试一次(但显然不会再参加上次那个课程了!)。"

——摘自"关节过度活动综合征协会"论坛

我们需要在练习瑜伽时反复自问以下问题，瑜伽老师也需要不断向学员提出以下问题：

- 我的注意点在哪里呢？
- 在这种体式下，我能感觉到开放和舒展吗？还是说感到紧缩？或是感到自己受到拉拽？
- 这种感觉是"好"是"坏"？
- 以这种方法做这个体式后，我是感觉更开放、舒展，还是感觉更封闭、紧缩，甚至更疼痛？
- 如果我做了这个体式后感觉更糟，是我在这个体式中存在协调问题还是自己身体的问题？或是这个体式对我的身体有害？我怎样才能获得更多开放和舒展？

运用这种自我意识能大大降低受伤风险。在关于体式的章节中（见第四部分），我们将探讨如何从练习中获得最大收益并避免受伤。

第 11 章　解剖意识与能量流

　　巴克敏斯特·富勒（Buckminster Fuller）创造的术语"张拉整体"（tensegrity）是由"张力"（tension）和"整体"（integrity）两个词结合而成的。土木工程师兰多尔夫·罗德–巴尔巴里戈斯（Landolf Rhode-Barbarigos）将这一术语描述为："处于稳定的自平衡状态的系统，该系统由一组不连续的受压构件组成，这些构件位于一套连续的受拉单元中。"[1]

　　如果这个描述不太好理解，请参见图 11.1。图中所示是一个由实心棍柱组成的结构，但是支柱之间没有相互连接，它们全部依赖紧绷的绳索保持动态关系。如果我把这个模型拿起来挤压，会使现有形状改变，而一旦我不再向其施压，紧绷的绳索就会让这个结构恢复到初始形状。没有棍子，绳索的网络就没有形状；没有绳子，棍子就会散作一团。

　　张拉整体结构的反义词是挤压结构。挤压结构是一种我们非常熟悉的建筑结构，如柱子、墙壁、寺庙、房屋等。在挤压结构中，支撑是通过两个上下物体的直接承重实现的。在受力方面，张拉整体结构的张拉构件会把压力均匀地分布在整个结构中，它

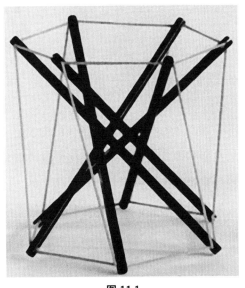

图 11.1

的质量很轻，无须堆叠就能轻松支撑住该结构的实心构件；而挤压结构的下方构件需要承受其上方构件的所有压力，我们从图 11.2 堆叠的块列中能看到，只需要稍微移动其中一个方块，整个挤压结构就会散落一地。

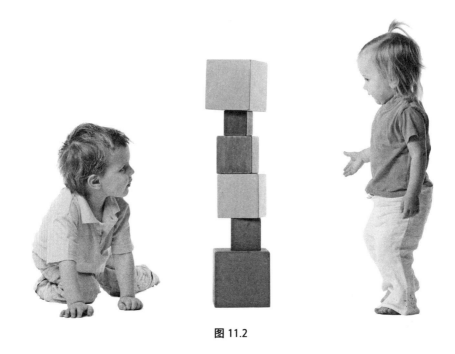

图 11.2

生物张拉整体

　　将身体作为一种张拉整体结构，是一种相对新兴的概念和范例。其中的细节仍在研究中，人们还未普遍接受这种概念。但是，即使我们不承认身体是一个纯粹的张拉整体结构，它无疑也是一种"依赖于张拉"的结构。从这个角度去观察人体结构和功能，肯定比从传统生物力学角度更有收获，并为许多现象提供了更好的解释。

　　做了多年整形外科医生的斯蒂芬·莱文（Stephen Levin），对自己所接触到的解剖模型感到不满。莱文说，肯尼思·斯内尔森（Kenneth Snelson）的雕塑作

品《针塔》(*Needle Tower*)(图 11.3)启发
了他对生物张拉整体性的研究。他一直在
研究恐龙骨骼，并试图根据目前的动物结构
和运动理论来理解恐龙的巨大体型是如何被
组织起来的。莱文解释说，《针塔》让他意
识到，与传统的杠杆和支点理论相比，将这
种组织方式理解为"在一张全方位的张拉网
络中将所有漂浮的骨骼连接在一起"更为优
雅。他联系了斯内尔森，开始了自己在这个
主题的长期研究和出版生涯。[2]

"Intension Designs"公司的汤姆·弗莱
蒙斯(Tom Flemons)数十年来一直在创建
张拉整体模型，最近他专注于开发基于人体
解剖结构的设计(图 11.4)。

托马斯·W.迈尔斯(Thomas W. Myers)
的研究普及了肌筋膜"经线"的概念，即人
体内各种充满机械张力的垂线和螺旋线，它
们相互之间需要保持动态平衡，才能使身体
达到理想平衡状态。然而，迈尔斯并不认为
人体是一个"纯粹"的张拉整体结构。[3]

我们在上一章讨论过，肌肉弹性很大
程度上是神经系统的一种功能，而且大多数
情况下只有当我们有意识时才会表现出来。
一个人被麻醉时，几乎所有的肌张力都会消
失，身体能够被摆成其清醒时无法做到的姿
势。尽管如此，我们还是能从张拉整体模型
的角度更加丰富地理解身体结构与运动。

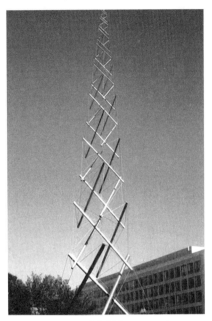

图 11.3

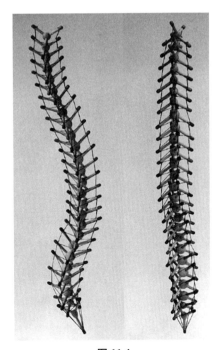

图 11.4

再度培养

　　亚历山大把自己的教学称为对协调性的"再度培养"——找回自己丢失的状态。协调性似乎一直隐藏在遗传模板中，正常儿童在学会站立和运动的过程中能实现这种协调性。幼儿在最初学习用双脚平衡站立的过程是非常不稳定的，为了能保持住平衡，全身各部位都需要精准对齐。一旦找到了这种平衡，并且能够保持直立姿势，即便平衡性受到干扰，人也不会摔倒。不幸的是，只需要短短几年，大多数人的这种平衡就会受到严重的干扰（图 11.5）。

　　我们只要看看图 11.2 中的小女孩，就会发现她处于一种不稳定的平衡状态，她的身体各部位都处于一种动态对齐中。从张拉整体的角度来看，头部在脊柱上的平衡以正确的方式将颅骨各部分组织在一起，促进肌肉组织达到最佳拉伸水平。此外，从生物力学的角度来看，这个姿势中所有的结构都以最有效的方式堆叠在一起以保持直立，对抗重力。

　　图 11.5 则为我们展示了这种动态对齐受到典型干扰的情况：由于躯干后移，躯干前面会蜷缩以抵消这种后移动作，同时伴随的还有背部拱起和腿部紧张现象。如果人们长期重复这类动作，神经系统、肌肉、韧带和结缔组织就会逐渐习惯这种功能不太健全的模式。在这种次优模式里，一些肌肉和连线会出现过度伸展或是过度收缩的情况。

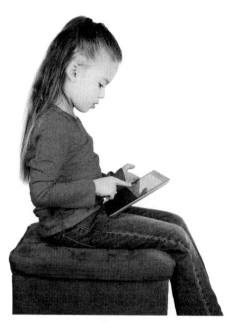

图 11.5

保持弹性

　　恢复肌肉组织与结缔组织的弹性和张力是亚历山大技巧的重点之一。如果某些肌群和结缔组织长期处于收缩状态或过度牵拉状态，就不可能立即恢复最佳姿势。

牵张反射在允许或防止肌肉运动、保持肌肉张力以及应对突如其来的外力牵拉等各种过程中起着关键作用。

简而言之，我们的肌肉里含有对牵拉很敏感的受体——肌梭。当肌肉受到牵拉时，便有一条信息发送至脊髓，脊髓会向肌肉发送一条反馈信息，即命令肌肉收缩。最常见的例子就是用反射锤击髌骨韧带时发生的反应（图 11.6）。在这一过程中，股四头肌的肌梭受到牵拉，直接向 L4 节段的脊髓发送信息。然后，在没有任何更高级别神经系统中枢干预的情况下，这个信息获得处理，脊髓发出收缩肌肉的冲动，引发"膝跳反射"。

人体内有两种肌梭：一种产生强烈的膝跳反射，对肌肉的拉伸和速度都很敏感；另一种对肌肉长度变化有反应，但对速度的敏感度较低。这个反射弧的持续活动会保持肌张力，并让身体各部分之间维持适当的联系。

例如，头部位于脊柱顶部，而寰枕关节前部负责支撑头骨的重量（图 7.1）。

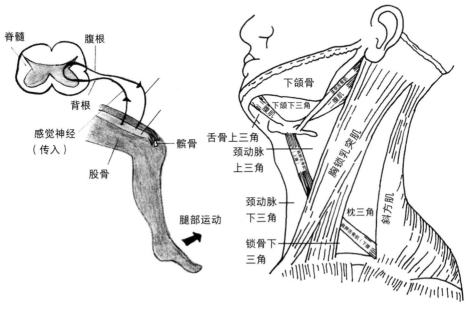

图 11.6　　　　　　　　　　　　　　　图 11.7

当我们打盹儿时，头部由于重力作用会不断产生向前的牵引力。而当我们直立时，头部会在颈部韧带的帮助下持续获得颈部后方肌肉的支撑。但是，与股四头肌在膝跳反射中的情况不同，颈部不会因为受到牵拉而被迫收缩。在这个微妙的过程中，肌肉会保持其长度，只有少数几组肌肉纤维在短时间内聚集起来。在这几组肌肉疲劳之前，其他肌肉纤维组织会轮流支撑头部。当我们直立时，这种"异步刺激"的过程会作用于所有的姿势肌。

理想情况下，头部会在重力、肌张力的相互微妙作用中获得向前和向上的释放。当头部向前和向上释放时，头部的重量会牵拉胸锁乳突肌（图11.7）和躯干背部。胸锁乳突肌在身体的前部连接着肌肉和筋膜，迈尔斯称之为"浅前线"。迈尔斯认为，身体姿势前后的平衡主要是由这条浅前线和浅后线之间的关系决定的，这种关系要么很松弛，要么很紧绷。[4] 图11.8展示了浅前线和浅后线在直立姿势中的相对位置。如果我们失去了这种贯穿躯干的牵拉，例如，将头部向后缩的话，前后线就都会出现塌陷（图11.9）。如果丢失了这种存在于协调躯体内的"拮抗力"，身体便只能通过激活屈肌和伸肌的弹性来达到平衡。随着背部变长、变宽，躯体最好能以螺旋式伸展的方式恢复弹性。我们常常以各种形式干扰最佳拮抗力。通过图11.10中所展示的另一种常见"笔直站立"状态，我们能清楚地看到浅后线受到挤压后变短，而浅前线受到过度拉伸。图11.11则表明人们无时无刻不在扭曲自己的身体。

除了牵张反射活动，我们也能借助肌肉和韧带的物理特性来支撑自身。第22章将详细介绍韧带如何为脊柱提供机械支撑，以及这些韧带因长时间误用而失去弹性的过程。根据马西（Masi）及其同事的研究，骨骼肌也有一种与牵张反射无关的内在黏弹性被动肌张力——"正常的被动肌张力有助于让站立姿势保持放松，并最大限度地降低能量消耗（约比仰卧姿势高7%），且通常能持续姿势很长时间而不会疲劳。"[5]

无生命的张拉整体结构（图11.1）的数学精度与人体所呈现出的形状之间的差异十分惊人。如果马西是正确的，那么各种肌肉和肌群的正常被动肌张力都有可能形成变形的结构，如图11.11的漫画展示出的正是我们日常生活中的

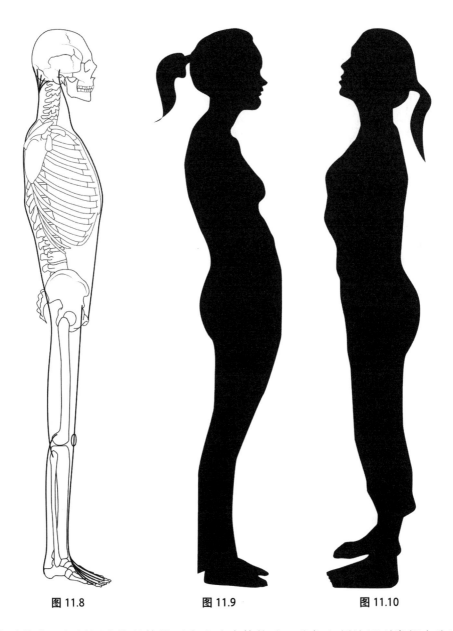

图 11.8　　　　　　　　图 11.9　　　　　　　　图 11.10

各种状态。如果用张拉整体模型来比喻身体构造，我们必须认识到常规自我运用会给身体构造带来严重压力，甚至会导致身体畸形。在这些变形发生之前，身体各部位之间原本存在着一种更为平衡的关系，比如在幼儿身上常见的形态（图 11.2）。如果能改变这种整体错位，从肩颈平衡开始，一直延伸到躯干、骨盆

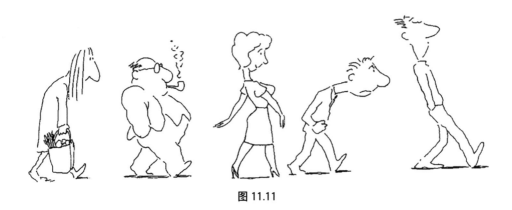

图 11.11

以及双腿在双脚上的平衡，我们就能逐步恢复肌肉的弹性和活力，从而重塑整个人的活力。

人类活动时，脊柱垂直于地面；而像马这样的四足动物，其脊柱则平行于地面。因此，在这些动物身上，"头部引导全身运动"这个概念体现得更为明显。由于四足动物的头部是向前移动模式，所以会受到更强烈的重力牵引。

研究马的解剖构造与动作会带来很多启发，如此一来，亚历山大是一位敏捷的马术骑手也就不足为奇了。马匹需要训练之后才能承载骑手，否则骑手的重量可能会压伤马的腰部，严重破坏它们的起始控制，即马术运动员所说的"马匹正确的外轮廓线"。与人类相比，马匹的颈部韧带相对较大，因此能为它们的头部提供有力的支撑。当马匹头部"前倾向下"时，其颈部韧带和棘上韧带会产生强有力的牵拉，使头部和骨盆之间的连接充满动态弹性，同时抬高了肩胛区域的脊突位置（胸椎的最高点，位于肩胛骨之间），并扩展了背部。就好比在一个协调性良好的人体中，这种向前的作用力与来自骨盆向后的弹力刚好相反，而这些线条的延展会产生反向拉力。马的浅前线是这样牵拉相连的：当颈部屈肌得到正确运用时，它的腹部肌肉会产生相应的弹性拉力，使骨盆前倾，从而让其后肢能在身体下方更有力地迈步并支撑后背。

协调性差的人就像一匹训练不良的马，不仅他们的头部无法为颈部和躯干的肌肉及肌腱提供张力支持，而且头部所在的位置还会导致这种反向拉力丢失。这类人常常会出现颈部肌肉收缩与头部后缩的情况。枕下肌（图 11.12）是连接头部和前两个颈椎骨的深层肌群，这个部位的肌梭密度是全身中最高的，这就意味着该部位天生就是为了监控并调节头颈平衡的。然而，头部后缩时，颈部大块肌肉的动作会干扰这些小块深层肌肉的本体感受和反馈功能，致使这些小块深层肌肉变短且失去弹性，同时对牵拉不再敏感。

这种不协调的干扰过程会贯穿全身肌肉组织，一直持续到腿脚部位，常表现为骨盆前倾、膝盖交锁、体重压在踝关节上或前移到脚掌上，进而导致足弓塌陷。这些肌肉无法保持整个张拉整体系统所需的弹性，有的肌肉紧缩，有的肌肉松弛，整个系统失去了平衡。

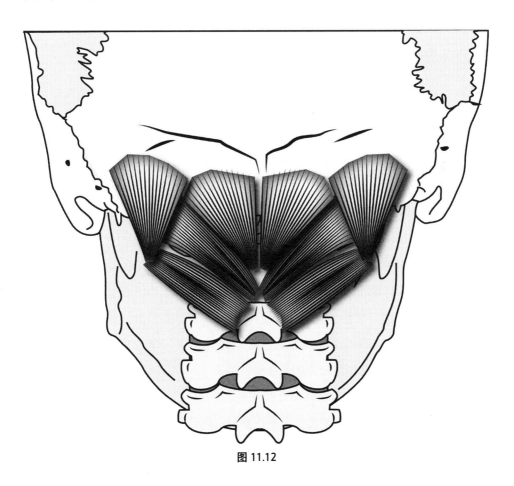

图 11.12

关 节

张拉整体结构是指支柱（骨骼）之间不相互支撑，而是由张拉网络（肌肉和结缔组织）支撑的结构。然而，根据莱文和弗莱蒙斯的说法，椎间盘和半月板（膝盖软骨）等软骨并不是将骨骼分隔开的主要部件，分隔主要是通过筋膜的压缩和包裹实现的。"脊椎动物的骨骼是高度组合的软组织结构中的压缩元件，而不是用以支撑无定型软组织块的框架。"[6]这个结构潜藏着弹性和膨胀性，几何形状相当复杂，很难让人看出这个结构是如何对膝关节这样的部位起作用的。事实上，迈尔斯对此完全找不到证据。然而，在莱文对自己做的膝关节镜手术中，当滑液被排干时，他就直接给膝盖施加负荷。他发现，骨表面之间仍然留有间隙。[7]如他所述，如果半月板需要承受挤压负荷，就不可能承受得住马拉松这类运动带来的反复冲击力。关于脊柱，弗莱蒙斯解释道：

> 胸腰筋膜像编织套筒一样，以对角线和横线的方式将椎体包裹起来，在椎骨上形成多个连接点。预先拉伸能保持脊柱的完整性，轻微的横向收缩甚至对角收缩能够拉长脊柱、减少挤压负荷、分离椎骨并保留椎间盘空间。胸椎与腰椎的椎体本身的几何形状与更饱满的张拉整体结构的天线塔十分相似[8]（图 11.3 和图 11.4）。

图 11.13 中展示了弗莱蒙斯的说明：椎间盘和椎体悬挂在筋膜的包裹中。

人的头部能直接通过脊柱受力而承受非常大的重量。如果身体准确对齐，我们便能够非常轻松、优雅地做到这一点（图 11.14）。事实上，如果头部能竖直朝前，并且引导全身跟随这种移动，头部承载物体的状态就会像弹簧承载重物一样，生出一股向上的反作用力来承受这种重量。

然而，如果我们的头部没有与脊柱对齐，整个脊柱会立即受压。原因是我们把这个"弹簧"弄弯了，没能垂直地下压弹簧，因此所有的反作用力都消失了。

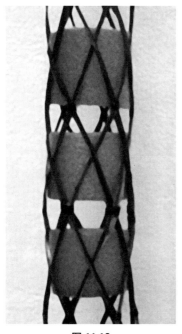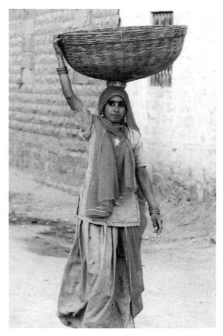

图 11.13

图 11.14

弹　性

亚历山大技巧的主旨在于恢复身体的弹性和张力——在体内重建动态平衡的反向拉力。莱文说："肌腱和骨骼能够储存大量能量，并能像弹簧一样迅速将能量反弹回去。"[9] 若能做好猴式这类动作，就能激活"肌肉拮抗动作"。[10] 这能让屈肌和伸肌相互延长，避免相互牵制，并且能激活螺旋线的扩展。我练习瑜伽体式正是基于保持和恢复这种动态平衡的原则。

所有张拉整体结构都储存着能量，它们本身就处于预先拉伸状态。不妨将整个身体想象为一个弹簧结构：从脚与地面的接触处弹起来（图 11.15），足弓形似弓臂，足底筋膜为弓弦，它从跟骨的粗隆（脚跟）延伸至跖骨头。当身体的重量集中在距骨上，并向足部扩散这些重量时，脚底就立即会产生一股向上的强大力量。此外，由于头部重量竖直前移使躯干获得舒张，我们会产生一股强有力的向上牵拉感。调整起始控制就是让全身各部位相互关联，以促进肌肉和结缔组织获

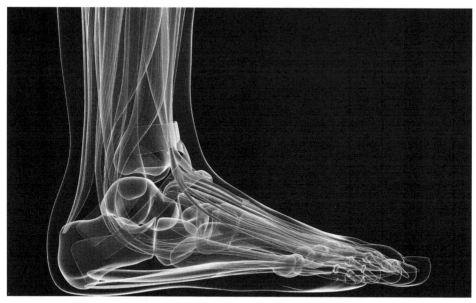

图 11.15

得最佳拉伸和弹性，进而让我们的身体能够轻松、优雅地移动。

运动肌、姿势肌和能量流

在过去 100 多年里，印度和欧美发展起来的"现代瑜伽"具有很大的解剖学意义。相比之下，传统哈他瑜伽的重点是激活和引导体内的能量流。而在亚历山大瑜伽中，我们会有意识地去观察这些体式到底是如何打开身体能量流的。

我们必须要知道，人体有两种类型的自主肌肉组织，在理想情况下，它们能执行两种不同的功能。首先就是"运动肌"。这些肌肉纤维集中在快速收缩的白肌纤维上，它们能够快速、有力地工作，但很快就会疲劳。其次，还有以缓慢收缩的红肌纤维为主的"姿势肌"。虽然这些肌肉纤维收缩的速度和强度低于快肌纤维，但它们能够长时间地收缩而不容易疲劳。

理想情况下，我们希望使用慢肌作为支撑，使用快肌进行运动。学会关闭运动肌的不必要激活，并立即激活姿势肌，我们就能建立一种轻盈而富有弹性的感觉，即一种能量流过全身的感觉。这些缓慢收缩的纤维与韧带一起为我们的各种姿势提供了弹性支撑。我们试图用运动肌来支撑自己时，看起来就会很僵硬，自己也会觉得很紧绷。从生物力学的角度来看，这与姿势的"正确"程度无关。

例如，当听到"把肩膀向后拉"或"把肩胛骨向后下方拉"这样的指令时，我们会将上臂、颈部和肩胛带的浅表肌肉作为姿势肌来使用。此时我们已经强行干扰了自身的自然协调，神经系统会回应性地向身体的其他部分发送信息，让它们全力以赴来支持直立姿势，这就不可避免地造成了一种代偿性紧绷的整体模式。

许多人上完第一节亚历山大技巧课堂后，会有一种轻盈、飘逸的感觉。这是亚历山大老师与学员合作的结果——开始关闭过度紧张和过度激活的运动肌，并以一种增强其自然弹性的方式，开启贯穿全身的连接——这会带来一种周身能量自由流动的感觉。

亚历山大技巧能让我们学会识别不恰当的肌肉活动——避免运动肌被过度激活，除非其需要执行特定任务。而适当的中枢协调和支撑任务将会由深层姿势肌完成，姿势肌包括脊柱周围最深层的肌肉，这些肌肉不能直接被激活。我们只能通过以下途径间接与这些肌肉产生联系：

- 停止运动肌所做的任何不必要动作。
- 重新建立头与颈的微妙平衡，并有意识地发送拉伸指令与扩展指令，但不用实际去做。
- 协调全身，让脚底从地面起支撑全身，而非过度支配身体其他部位来实现这种支撑。

保持头与颈的平衡，会对全身产生最积极的影响。因为头部的重量为 4.5～5 千克，如果我们的头颈没有对准，就需要头部以下的所有部位来弥补这种错位。

直立姿势中还会涉及背部浅层的大块伸肌。其中，胸段包含 75% 的红肌纤维，腰段包含 50% 的红肌纤维和 50% 的白肌纤维。斯图尔特·麦吉尔（Stuart McGill）在这个领域做了大量的研究，他说："最长肌和髂肋肌的胸段沿着一条平行于脊柱压力轴的动线运动，位置就在皮肤下面，使伸肌能在以最小限度压迫脊柱的条件下进行最大限度的运动。"这些肌肉还会牵拉胸椎和腰椎，因为它们的长肌腱平行于脊柱、骶骨后表面和髂嵴内侧。他补充说，出色的举重运动员"胸部有明显的大块伸肌"。[11] 第 216 页上的图 24.2 展示了最长肌和髂肋肌肌群的位置。

然而，更常见的情况是，大多数人为了坐直或站直而过度使用了腰部伸肌。这种腰椎过度伸展情况包括：

- 头部后缩，人们常误以为这是在"抬头"。
- 向前抬起胸骨和肋腔，人们常误以为这是"站直"的必要动作。
- 腰部曲线过度内凹。
- 颈椎过度收缩导致的头部后移。
- 胸骨和肋腔向前固定。

站立时腰部伸肌长期内凹，以及弯腰和坐下时腰部过度弯曲的习惯，都是造成腰痛和功能障碍的重要原因。不幸的是，我们经常在瑜伽课上看到这种情况，具体请参见第 17 章的山式。

改善姿势

一旦我们干扰了自身协调性、潜在反射以及支持这种协调性的结缔组织弹性，保持平衡的直立姿势就会比想象中要复杂得多。为了更好地支持我们所有的活动，如何才能养成更好的直立姿势呢？

第一，我们需要正确地理解"直立"的概念及常见误解，特别需要关注运动肌的过度使用以及随之产生的过度紧张。解除这种过度紧张之后，我们才能更轻松地进行整体协调。具体请参见第 17 章的山式。

第二，我们需要理解的是，协调性良好的身体是一个系统，这套系统从脚底一直延续到脊柱顶端的头部，有内在的弹性。想要轻松地做好直立姿势，只需启动这个"弹簧"系统就好，而不是用肌肉把身体摆放到"正确"的位置。

第三，利用镜子检查自己的感官感知（最好用两面镜子，一个在前面，一个在侧面，以使其中一面镜子将我们的侧影反射到另一面镜子中），通过对比自己的实际动作与感官感知，我们能判断出这两者是否一致。事实上，亚历山大就是这样发现自己的本体感觉信息与实际相比并不准确。他还用镜子恢复了可靠的感官知觉，这在他的《自我运用》一书中有详细描述。

第四，如果想进一步完善这方面的能力和技巧，最好在有执业资格的老师的单独指导下进行，或者选择参加当地的亚历山大瑜伽课程，抑或跟随对协调性理解到位的瑜伽老师练习。

核心力量

正常的运动并不是由一个个孤立的动作组成的，而是在大脑皮层（有意识地）控制下进行的一系列功能相关的协同活动。证据表明，不良的运动模式会导致腰背疾患。

——西奥·马尔德和沃特·胡士泰（Theo Mulder and Wouter Hulstyn）[12]

20 世纪 90 年代，"核心""核心力量"及"稳定"的概念在瑜伽练习中很流行。在此之前的 30 年里，我从未听过任何瑜伽老师使用这些术语。自从"核心姿势肌"进入运动训练和康复领域以来，专门研究"核心姿势肌"的想法就一直广受批评。对体育训练的研究，还无法证明训练某种特定的肌肉动作能够增强高级而复杂的运动能力。在背部疼痛治疗和康复领域，对于这种训练是否有效这一点，也仍旧颇具争议。

　　亚历山大对当时的运动疗法及其只关注身体某部分的思路进行了批判。这些批判的重要性并不亚于他所发明的技巧。显然，躯干必须足够稳定才能支撑后续运动，只是这种稳定性应产生于由自然反射活动支持的健全姿势组织，并能补充自然性的功能运动。

　　虽然强化核心肌肉这个概念在大众文化中非常普遍，但大多数人对这些"核心肌肉"的概念十分模糊，更不要说其中的运作原理和强化理由了。人们普遍认为腹部肌肉就是核心肌肉。比如腹内斜肌与多裂肌一样，都属于核心肌肉。除此之外，盆底肌和腹内/外斜肌也经常被列入核心肌肉。维基百科上有一篇关于这个话题的文章，其中已经将腹直肌、竖脊肌和横膈膜纳入核心肌肉的范畴。此外，还有人增加了"次要核心肌肉"，即背阔肌、臀大肌和斜方肌。[13] 在普遍语境下，核心其实是一个非常模糊的术语。

　　阿努萨拉瑜伽资深老师德西雷·伦巴（Desirée Rumbaugh）认为，核心就是"在生活中支撑着我们的精神、在瑜伽练习中支撑着我们的身体的东西。如果人的核心力量薄弱，就难以承受生活中的起起伏伏。强大的核心会让我们更加坚韧不拔"。[14] 亚历山大技巧的老师经常会谈到一个与之类似的观念，即在情感和心理上有一个坚强的后盾支持至关重要。只不过亚历山大技巧的方法是通过协调头与颈的相对位置，以及从头到脚所有关节之间的适当关系，间接地训练整个躯干的力量和稳定性。

因果混淆

　　大量关于深层多裂肌的研究表明，这种肌肉的消耗与背痛有关。这就意味着在需要稳定躯干的简单任务中，若是没能激活腹内斜肌，就会致使腰部疼痛。将特定肌群的薄弱或无法激活归作背痛的原因，是一种观念上的飞跃。亚历山大技巧的方法是，如果已经明确整体神经肌肉协调（自我运用）是主因，再进一步确定自我误用是否会导致肌肉在生理和功能上产生特定的变化。

　　强化错误的肌肉，或者要求人们在日常生活中直接绷紧、收缩或运用这些肌肉，都无法为身体带来恰当的协调。而且，即使收紧这些肌肉能够让背痛得到缓解，这种方法也是在进一步破坏姿势协调。从长远来看，这也会造成更多问题。很多人持续锻炼腹肌一年之后，由于颈部疼痛而又参加亚历山大课程。在紧急情况下，紧绷可能是一种办法，但绝非一种长期解决方案。

产后核心强化和盆底肌锻炼

盆底肌和腹部肌肉由于在分娩过程中受到剧烈拉伸而变得松弛，需要恢复肌张力，这是进行产后核心稳定的根本原因。由于这一领域我无法亲身经历，所以只能尽量设身处地去思考，提出一些暂时性的结论。我的问题是："如果我们的自我运用处于协调状态，那么我们是否本身就具备了自然恢复这种肌张力的能力？"这似乎极有可能。亚历山大老师玛乔丽·巴洛（Marjory Barlow）在她与特雷弗·艾伦·戴维斯（Trevor Allan Davies）合著的《受审视的生活》（*A Examined Life*）一书中讲述了自己如何通过猴式来恢复产后的肌肉张力，以及通过简易深蹲来协调整个肌肉系统。事实上，深蹲能够明显加强腹部的张力。在普遍使用椅子和西方马桶之前，人们经常在日常生活中用到蹲姿。其实无论采用哪种体式或方法来恢复产后腹部与骨盆的平衡，我们的重点仍然是培养在直立姿势下全身的协调与平衡。要锻炼任何特定肌肉或肌群，都要以不干扰整体协调为前提。

如果一名妇女在怀孕前就处于自我运用不当的状态，这种不当运用就会从孕期一直持续到产后。母乳喂养期间和产后数月，这种不当运用还会持续加剧。我们将在第 14 章中进一步探讨这个主题。

神经系统将体式和动作组织成一个整体

尝试加强核心姿势肌的想法，与我在第 17 章中关于山式详细讨论的问题类似，届时将研究瑜伽老师对实现直立姿势提出的普遍建议。对特定肌肉进行强化或激活所面临的挑战是，神经系统处理的是整体动作和姿势，而不是针对某个局部。如果身体没有处于协调状态（例如：核心肌肉比较脆弱），那么全身就会失去平衡。亚历山大技巧侧重于培养整体协调——从头与颈的平衡开始，一直到地面上的脚，这是一个彻头彻尾的神经肌肉再培养过程。

核心肌肉与全身所有的姿势肌完全相同，都是通过反射来参与所有活动。当我们移动四肢时，姿势肌的自然反射是稳定躯干和脊柱以支持这些动作。其中所需的工作量，是根据运动本身的需求来决定的。比如，跑步时所需的姿势肌与走路时不同，挥动斧头不同于击打高尔夫球，拿起一杯水所需要的肌肉收缩程度明显低于举起重物。如果我们能很好地协调自我运用，并让肌肉拥有一种基础张力或是处于就绪状态，我们的肌肉就能根据实际需要而做出适当的反应。

适当的肌肉会以适当的水平发挥作用，并且不再去响应突如其来的支撑需求或有意识地保持腹部持续收缩的需要。不断地收缩腹部会影响呼吸、消化和整体协调的功能机制。事实上，任何过度的支撑都会影响我们所有活动的效率，因为它会产生僵硬和不自然的动作。这在一些活动中会非常明显，比如紧绷着肚子唱歌、挥舞高尔夫球杆或网球拍，不难想象这会产生怎样的效果。

在亚历山大技巧课堂上，我常常注意到：学员被引导进入一个更平衡的姿势之后，他们的核心姿势肌便能轻松地支撑着身体。在课程初期，在这些姿势肌还没有出现疲劳的情况下，学员们还是常常会习惯性地激活强大的肌肉拉力，让自己回到旧有的不平衡的姿势中。在保持或恢复老师带他们进入的平衡姿势时，他们面临的困难主要是来自神经方面，而非肌肉方面。所以，一旦他们的注意力分散，或者一旦试图"站直"，往往就会激活他们旧有的肌肉活动。当他们失去了这种还不够熟悉的新平衡姿势时（就像在最初学习亚历山大技巧的每一个案例那样），则无法运用所需的神经通路来恢复平衡。事实上，这种惯性神经模式是所有活动的基础。它会在所有清醒状态甚至睡眠状态下，反复参与所有活动中。我们改善自我运用之后，还需要不断训练和加固，才能在大脑中铺设出新的感觉和运动方面的神经通路。

根据埃亚尔·莱德曼（Eyal Lederman）引用的研究，稳定住脊柱并不需要大量躯干肌肉的协同收缩。他评论道："这种低激活需求，不禁让我们思考——既然功能性运动只需要低水平的协同收缩，我们为什么还要进行力量训练？如此低的协同收缩表明，这种力量损失永远不太可能成为影响脊柱稳定的问题。只有失去大量的躯干肌肉才会真正破坏脊柱的稳定性！"[15]

力量不同于稳定性

如前所述，力量与稳定性是不同的，仅仅拥有强壮的肌肉并不能保证它们在功能性运动中会得到激活。理疗师格伦·威瑟斯（Glenn Withers）写道："在过去 10 年里，我在各种类型的足球俱乐部中工作过，包括曼联、托特纳姆热刺、阿森纳和查尔顿竞技等。我发现，大多数精英足球运动员都拥有非常优秀的'核心力量'，但是他们的'核心稳定性'却非常差，这也是他们受伤的主要原因。"[16] 稳定性与神经系统的反应能力有关。关键是协调地激活整个身体，而不是激活特定的肌肉或肌群。

力量不同于耐力

人们常常把肌肉力量和肌肉耐力混为一谈。这两个概念并不是一回事，它们与我们前述的两种不同类型的肌肉纤维有关。耐力与红色或慢肌纤维有关，这些纤维在我们的姿势肌中占主导地位，能够长时间持续工作；力量与白色或快肌纤维有关，这些纤维能够快速而强烈地收缩，但会迅速疲劳。

力量和耐力的培养需要建立在良好协调的基础上。通过特定运动来加强姿势肌所产生的效果不太可能适用于耐力。姿势肌必须连续工作一整天。为了训练耐力，肌肉需要在很长一段时间内稳定地运动。如果已经丧失了肌肉耐力，我建议进行一些安全、有效的锻炼方式，比如简单且协调的步行。或者，以一种协调的方式练习瑜伽站立体式，并保持较长时间，也能培养出耐力和力量。

我在亚历山大技巧和亚历山大瑜伽的教学实践中发现，在改善全身协调性的过程中，股四头肌是一种会迅速疲劳的肌群，这尤其会发生在站立时双膝交锁的人群中，因为他们会用韧带来代替股四头肌支撑全身的重量。对于某些有弯腰驼背习惯的人来说，位于上背部的竖脊肌肌群也会迅速疲劳。而位于下背部的竖脊肌的僵硬和疲劳也十分常见，但总体来说，这些都是协调不良的结果。提升我们的协调性，能极大减少下背部肌肉的过度运动。

核心强化和稳定性练习以及背部疼痛

核心强化和稳定性练习的支持者，可能以研究为依据或他们已经亲身体验过这样的练习的确会改善背痛。但其实，运动本身就比不运动更能缓解背痛。多项研究表明，瑜伽、伸展运动[17]、有氧运动[18]和水上运动[19]（仅举几例）等多种运动方式都能对腰痛产生积极作用。这表明锻炼本身就会带来好处，与锻炼类型无关。

包括核心力量在内的全身协调

在瑜伽练习、任何锻炼或康复训练中，理解整体平衡与协调性比专注于核心强化或稳定更为有用。我们尤其不应忽略头部与身体其他部位之间的关系这个关键因素。所有的姿势肌组织，无论是位于脚、脚踝、髋部还是躯干部位，都是由我们在重力场中移动、存在时对动作和反应的反射所激活的。我们的目标是消除对这些反射的干扰，使反射能够自然地发挥其作用。如果我们想在体式练习中培养力量、耐力和稳定性，就需要在保持适当协调的同时，配合训练一些有助于培养这些特性的辅助练习。

除了体式练习之外，如果我们能培养全身的协调性，核心肌肉就可以在日常活动中自然地获得锻炼和发展。之所以某些肌肉或肌群未能充分参与整体姿势协调，主要是由于旧有神经条件反射习惯。因此，只修正特定肌肉或肌群（如核心肌群）相当于处理了外表症状，而忽略了体内肌肉参与不足的根本原因。

第 12 章　疼痛管理

> 我们感受到的痛苦其实是信使，且听听它们怎么说吧。
>
> ——鲁米（Rumi）

> 我们的大脑能感知疼痛和一切——通过产生图像和感觉，让我们做出最有利于自己的决定。有时这些图像和感觉非常精确，但通常情况下，它们根本不是原始刺激的直接反映。而有时，这些图像和感觉并不准确。
>
> ——费尔南多·塞弗罗（Fernando Cervero）

疼痛，包括生理上和心理上的疼痛，都是人类状态的一部分。疼痛与逃避疼痛是很多人选择亚历山大技巧和瑜伽的原因。在传统瑜伽和佛教传统中，从无尽的生死轮回中解脱出来便是修行者的终极目标。与现代人更为乐观的看法不同，在轮回的概念里，痛苦的重要性远远超过生存的乐趣。

科学家和疼痛研究人员目前已经确定了三种类型的身体疼痛：

1. *伤害感受性疼痛*：这是一种"好的"保护性疼痛，能让我们把手从滚烫的或尖锐的物体上移开。伤害性感受器是感觉神经元的感受器，会对有潜在伤害倾向的刺激做出反应。这些感受器受到强烈刺激后，会通过反射和疼痛感让我们产生退缩。

2. 炎症性疼痛：这是一种不同性质的疼痛。如果我们扭伤了脚趾，伤害性感受器会立即告诉我们，但是疼痛会持续下去，以保护受伤区域。像关节炎这种病症也是如此，关节或其他类型的炎症会造成持续不断的疼痛。

3. 神经性疼痛：这种疼痛的激活并非出于任何明显的组织损伤，而是神经系统本身产生的疼痛，幻肢痛就是最好的例子。

国际疼痛研究协会将疼痛定义为"一种与实际或潜在组织损伤相关，或以这种损伤来描述的不愉快的感官和情绪体验"。[1]根据这个定义我们会发现，与直觉上的理解相反，疼痛不一定与组织损伤有关。事实上，疼痛分为三个组成部分：

1. 感觉性或伤害性。

2. 一种不愉快的情绪反应。

3. 认知加工和含义产生：为什么会疼？危险吗？怎么才能停止这种疼痛？我的生活会受到怎样的影响？疼痛是一种非常个性化和相对的现象。对于一个钢琴家来说，一根手指受伤所带来的影响会比常人更严重，而且肯定会让伤者更加伤心和痛苦。

大脑中的许多区域同时处理这种多维体验，在不同的激活模式之间产生多重关联。人们已经创造出术语"疼痛矩阵"和"神经基质"来描述这些感觉、情感和认知元素。这些元素相互作用，产生了全面的疼痛体验。

人们曾使用额叶切除手术用来治疗晚期病症的疼痛。尽管额叶切除手术并没有消除痛感，但是它消除了疼痛和痛苦之间的正常连接。1945 年，詹姆斯·W. 沃茨（James W. Watts）博士和沃尔特·弗里曼（Walter Freeman）博士写道："精神外科手术改变了个人对疼痛的反应，但并没有实质性地改变人们感觉疼痛的能力。疼痛可能还是存在的，但是当疼痛脱离了其含义时，人们就变得能够忍受，甚至能够坚强地接受。"[2]其实，是人们的认知层面将疼痛转化成了痛苦。

慢性疼痛

疼痛是一种难以描述的体验。人们通常认为疼痛是一种从身体组织向大脑直接传递的念头，但这种理解并不能解释疼痛的复杂性。尽管人们已经对慢性疼痛这个领域展开了大量的研究与假设，但其中仍有相当大的不确定性。

慢性疼痛患者的大脑发生着结构性和生化性的变化。然而，在髋关节手术后痛感输入被阻断的地方，患者大脑灰质的减少发生了逆转。这清楚地表明，这些变化其实是疼痛的结果，而不是原因。[3]

毫无疑问，有些人对伤害性痛感输入的敏感程度比其他人高得多。一项关于疼痛与膝关节炎变化程度之间关系的研究表明，疼痛的存在和严重程度与关节炎的严重程度没有直接的关系。[4]

我们的想法和观点会深深影响自身的疼痛程度。许多视觉错觉能极大地调节疼痛部位的体验。洛里默·莫斯利（Lorimer Moseley）说："患有慢性手部疼痛的患者如果在动作过程中放大自己看到肢体的视野范围，会明显增加动作引起的疼痛和肿胀。相比之下，'缩小'自身对肢体的视野范围会明显减少动作引起的疼痛和肿胀。"[5]我们已经在介绍亚历山大技巧指令相关的章节中讨论过，制造一种手指变长或变短的错觉，会让关节炎患者明显减少疼痛的感觉。[6]

近年来，人们将大多数持续性疼痛解释为中枢敏化。然而，塞弗罗对当前的疼痛研究是这样表述的：

> "敏化"成了临床医生解释持续性疼痛的万用术语。纤维肌痛症、肠易激综合征或慢性骨关节炎都被解释为由神经系统敏感引起的病症。这种观点认为，大脑中与疼痛感知相关部分的兴奋性增强会导致疼痛敏感性增加。可惜，这些都是假设性解释，而且除了合理的怀疑之外，很难确定上述任何一种慢性疼痛状态是由大脑活动增强引起的。[7]

冥想、瑜伽、亚历山大技巧与疼痛

　　慢性盆腔疼痛综合征以其顽固性及其引起的疼痛和残疾而令人谈之色变。与许多其他慢性疼痛疾病一样，目前还没有任何有效疗法能治疗或缓解这种疾病。在《我们如何坐直》（*Teach Us to Sit Still*）一书中，作家蒂姆·帕克斯（Tim Parks）讲述了自己患上这种疾病的经历。一开始他获得的医学建议和治疗都将这种疼痛视为生理或"排泄系统"问题，后来他找到一种深深根植于身体的冥想练习来帮助缓解病痛。他参加了内观（毗婆舍那：梵文 Vipassana）的禅修练习，即将注意力专注在身体所产生的感觉上。内观禅修的重点是培养在任何情况下都能保持平静的能力，而不去评判或企图扭转局面。

　　回想起自己的经历，他说："当我快要被终身监禁在慢性疼痛的痛苦中时，有人提出了一个奇怪的解决办法。他说，你就这样静静地坐着，呼吸。于是我静静地坐着，呼吸。一开始，我觉得这项练习乏味至极，而且相当痛苦，并没有立竿见影的效果。后来我终于发现，这种方法令人心旷神怡，让我的身心状况发生了翻天覆地的变化，以至于我甚至觉得患有这种慢性疾病简直就是一种幸运！如果我不是个怀疑论者，我会说绝对是上天在变着法儿逗我，就是为了让我反思一下自己的人生观。"[8]

　　我们将在下一章中进一步探讨这种类型的冥想。对于患有慢性疼痛的人来说，练习内观禅修或许能够起到以下作用：

1. 镇定神经系统。由于压力和焦虑总是会加剧痛苦，随着神经系统的放松，脑内的内啡肽分泌量会增加，这能进一步削弱疼痛信号。在更喜悦的定境中，疼痛的感觉甚至可能会完全消失。

2. 释放肌肉过度紧张。因为即使组织没有发生损伤，肌肉的紧张也会刺激伤害性感受器。

3. 消除对疼痛的判断。如前所述，我们对疼痛的认知判断可以通过增加或减少感知到的疼痛，从而产生一种从最痛苦到无感知的影响。

亚历山大技巧与内观禅修有许多共通之处，亚历山大认为，这种技巧"建立在克制的基础上，即当刺激发生时，克制不必要的不良反应。因此，这种技巧着重在于培养人们对自身反应的控制力"。[9]痛觉的三要素——伤害性感受、情绪和判断——紧密相连，相互强化。任何对疼痛的整体反应——尤其是对慢性疼痛的反应，都需要关注到整个人的状况，也就是关注这三个因素。尽管其中某个因素可能是疼痛的主因，但这三个因素总是相互关联的。比如，对某些人来说很轻微的疼痛刺激对其他人来说却可能是剧烈疼痛。因此，改善这种刺激能有效缓解疼痛并逐渐减少神经系统的过度敏感。亚历山大技巧老师可能会非常理解这种伤害性刺激的生理原因。但是临床医生在诊断人们自我运用方面缺乏相关培训，他们可能会忽视患者的生理原因，将疼痛诊断为"中枢敏化"，然后制定认知策略，让患者继续忍受疼痛。我曾与一些被诊断患有中枢敏化的人合作过，这些患者释放了自己的僵硬习惯模式之后，疼痛获得了明显缓解。

哈他瑜伽之所以广受欢迎，是因为许多人练习之后，都能切身感到自身疼痛得到了缓解。以下是哈他瑜伽练习帮助克服疼痛的一些方法：

- 定期拉伸紧缩的背部肌肉，能够缓解慢性背痛。

- 拉伸身体能让神经系统平静下来。

- 对身体的移动保持专注也能让神经系统平静下来。

- 增强和调节腿部力量能够缓解膝盖问题。

- 有颈部疼痛和头痛困扰的人若将亚历山大技巧应用到瑜伽练习中，就能有效预防习惯性颈部收缩，从而以更积极的姿态投入工作。学会将这种不过度收缩的状态渗透到日常生活中，有助于治疗一般性颈部疼痛和紧张性头痛。

- 机体内的化学反应会受到反常呼吸模式的影响，诱发平滑肌收缩。对于敏感个体来说，这种反常呼吸可能是诱发疼痛和持续疼痛的主因。有效的瑜伽练习能调节呼吸，但是切记不要再过度呼吸。

最后，根据帕坦伽利八支瑜伽和佛陀的八正道的醒言，我们需要将体式、正念和内观禅修融入日常生活的方方面面中。这些正式修习是建立在有意识的道德行为基础上的一种生活方式，我们每时每刻都应支持这种修习。这种融合在生活中的修习与不断改善的意识也有助于将我们从痛苦中解放出来。

第 13 章　瑜伽与神经可塑性及自主神经系统的关系

有机物，尤其是神经组织似乎被赋予了极大的可塑性……因此，我们可以毫不犹豫地提出第一个命题：正是由于构成生命体的有机物具有可塑性，才促成了生命体中的种种习惯现象。

——威廉·詹姆斯[1]

在过去的 10 年里，人们对人脑神经可塑性这一话题展开了大量讨论。截至目前，"人类神经系统的变化并不会随着青春成长期的结束而终止，而是会一直延续到成年期"这一理念已经获得人们的接受。诸如诺曼·道伊奇（Norman Doidge）所著的畅销书《重塑大脑，重塑人生》（*The Brain That Changes Itself*）等书籍对变化性提出了大量主张，并收录了许多令人惊叹的奇闻案例。随着扫描和监控大脑功能等新技术的不断发展，人们对此都跃跃欲试。然而，根据市场调研人员跟随研究者进行的深入探访，其实这一领域存在着相当高的炒作成分。但是，无论如何，道伊奇的书让人们普遍认识到，至少在某些参数范围内大脑能够自行改变。或者说，我们能够让自己的大脑发生改变。不管怎样，其实大多数成年人体内都潜藏着许多成长、变化的可能性。

事实上，除了当今尖端科技所揭示的部分之外，近年来许多关于神经可塑性的发现都算不上新鲜。19 世纪的心理学家、实验心理学之父威廉·詹姆斯，于 1890 年将"可塑性"这个术语引入了脑科学（见本章开头的题词）。詹姆斯是一位非常有影响力的思想家，《心理学原理》(*The Principles of Psychology*) 至今仍是一部很有价值的经典读物。他对这种现象的推测非常有先见之明。詹姆斯是约翰·杜威的同事和老师，杜威曾协助编辑了亚历山大的前三本书，并为这三本书撰写前言。亚历山大和杜威影响着彼此的作品。杜威的思想为亚历山大的实践发现提供了大量概念基础，而亚历山大的作品则为杜威提供了实现这些概念的手段，特别是在他自己的生活实践中。

其实，正是这种可变性才使相关教育和培训得以发展。比如小时候，我们能够毫不费力地学会其他语言；长大后，只要肯付出更多努力，我们就能学会用外语说话和思考；成年后，我们还能够继续学习一些新的身体技能。即便遭遇中风，人们仍能够重新学习行走和说话。所谓"神经可塑性革命"，就是指出这些可变性超乎我们的想象。其实早在多年前，亚历山大就在他的书中反复强调过这一点。

如我们所知，亚历山大技巧建立的基础是：我们能够在自我运用的探索过程中改变深层的基础机体习惯。亚历山大通过研究自己和学员，对这一假设进行了探索。经过教学实践，他得出的结论与现代研究人员和神经科学家得出的完全相同，这也是许多领域的老师和培训师早就知道的结论：不注意自己的言行和思考习惯，便不足以重塑自己的运动和思维习惯。如果想学习一门外语，最有效的方法是长时间沉浸在这门语言所在的文化中。研究发现，在帮助中风患者康复的过程时，采用更密集、更长期和更持续的康复步骤，甚至能让康复机会渺茫的患者恢复大部分身体功能。[2]

亚历山大知道他所说的"重建"是需要时间的，所以他坚持让学员每周上五天课，至少参加三周，最好是六周。在这段时间里，亚历山大会不断要求学员克制住站坐带来的刺激，同时引导学员做一系列陌生的新动作，逐渐铺设新的神经通路。随着这些神经通路的开拓，学员们便能培养在日常活动中形成机体新习惯的能力，并能更深入地建立新的通路和运动模式。然后，这些新的神经通路就会开始覆盖旧的神经通路。他的想法是，一旦新的神经通路完全融入身体，人们就不会重新陷入过去的注意力分散状态。事实上，这些课程也能培养人们如何进行学习，不仅能训练学员的动觉敏锐度，还能提升注意力，使他们观察到活跃在潜意识中的身体感觉和心理冲动。

正如艺术家对色彩、光线和形状的敏感度更高，我们也能够相应训练自身的动觉敏锐度，以使自己自动地感知和回应以前被忽视的感知。

然而，尽管神经的可塑性能让我们获益良多，这其中的负面影响也不可忽视。我们在有关管理习惯那一章中已经了解到，无论我们是有意识还是无意识地去练习和重复某种习惯，以道伊奇的话来说，都会或好或坏地"改变我们的大脑"。与疼痛有关的变化是大脑和整个神经系统中最令人不安的变化之一。"中枢敏化"现象与实际组织损伤几乎没有关系，但痛觉处于异常兴奋的状态，患者常常觉得自己处于一种慢性疼痛之中，其实这正是由于我们的神经具有可塑性，使机体对这种模式日渐熟悉。疼痛研究员费尔南多·塞弗罗解释说：

> 神经元致敏是所有突触的固有特性，也是神经元网络可塑性的特征。在大脑中，敏化的分子调节剂存在于与认知、记忆和学习相关的区域，而不仅仅是与疼痛相关的区域。我们甚至可以说，大脑的学习过程即是通过敏化实现的，这与大脑放大疼痛的过程相同，只不过这个过程可能会出错，并导致慢性疼痛。[3]

自主神经系统

> 针对愤怒和恐惧的管理（属于边缘系统）……至关重要。任何体系的瑜伽都会预防这两种明显的破坏性情绪。
>
> ——格奥尔格·费尔斯坦[4]

我们的手掌总是开开合合，如果我们一直紧握拳头或摊开手掌，就会瘫痪。在每一次小小的收缩与舒张之中，蕴含着我们的一举一动。收缩与舒张就像鸟儿的翅膀一样，完美又协调地平衡着鸟儿的身体。

> ——鲁米

瑜伽之所以广受欢迎，毋庸置疑，得益于其镇静神经系统的作用。而练习瑜伽很久的人不需要研究数据来告诉他们这种益处，因为他们早就深有体会。自主神经系统（ANS）控制着器官、腺体和各种不随意肌（如心脏和平滑肌）的活动，自主神经系统包括：

- 交感神经系统（图 13.1）。为了让身体做好防御或躲避危险的准备，交感神经系统会刺激一些活动，触发战斗、逃跑或呆站等反应。它会激活许多预备反应，如加快心率或将糖从肝脏释放到血液中等。

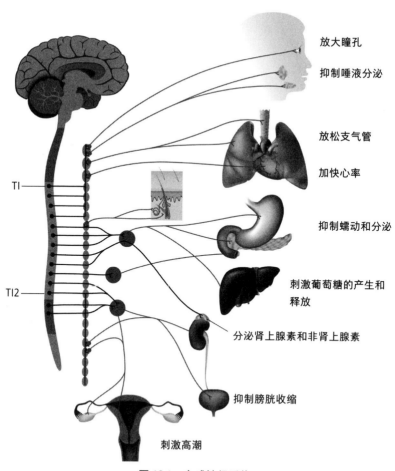

图 13.1 交感神经系统

- 副交感神经系统（图 13.2）。它能在身体处于更静止、安全状态时激活一些功能，比如刺激唾液和消化酶的分泌以及性唤醒等。

自主神经系统的这两个方面对我们的生存都至关重要。然而，在现如今的文化环境下，许多人的交感神经系统常处于超负荷运转状态。这种过度活跃，会让人们觉得自己处于一种"慢性压力"状态。针对自主神经系统的超负荷运转，《帕坦伽利瑜伽经》中精确描述了人们会出现的症状："身心痛苦，精神状态消极，身体处于不安稳状态，呼吸紊乱且注意力分散。"亚历山大在他的作品

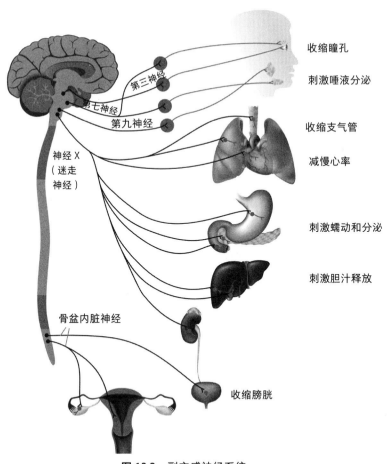

收缩瞳孔

刺激唾液分泌

收缩支气管

减慢心率

刺激蠕动和分泌

刺激胆汁释放

收缩膀胱

第三神经
第七神经
第九神经

神经 X
（迷走
神经）

骨盆内脏神经

图 13.2　副交感神经系统

中用了"过度兴奋的恐惧反射"一词来指代这种对交感神经系统的过度刺激，他还在一堂亚历山大课中指出，这种状态严重阻碍了人们改变固定习惯模式的能力。

瑜伽和亚历山大技巧都致力于平衡自主神经系统，但由于自主神经系统涉及内脏、激素、腺体和非随意肌等功能，而这些功能是我们的意识无法控制的，所以我们只能间接地影响这些功能。事实上，亚历山大认为他发明的技巧构成了一种"间接程序"，它不仅可以消除我们对身体姿势和运动正常反射的干扰，还能够解除我们对健康呼吸机制及所有器官和腺体的干扰。

瑜　伽

瑜伽中的肌肉拉伸能对自主神经系统产生影响。虽然练习者对此深有体会，但其精确的科学作用过程仍有待探究。一项关于拉伸对心率变化影响的研究发现："拉伸运动后，副交感神经活动迅速增加；而交感神经活动则是在运动期间有所增加，运动后减少的速度较慢。形式多样的拉伸运动，能使身体不够柔韧的练习者的交感—迷走神经平衡获得极大改善，特别是增强运动后迷走神经的调节。"[5]通俗一点讲，即拉伸运动对心脏有好处。此外，还有一些瑜伽练习能让自主神经系统平静下来：

- 挺尸式：这种体式能够让人深度放松，是哈他瑜伽的主要形式。
- 有意识地呼吸：体式练习中呼吸顺畅是重点，哈他瑜伽有一套复杂的呼吸练习，统称为调息法。
- 冥想：冥想练习种类很多。实际上，任何集中注意力的行为都会产生显著的镇静效果。我们将在关于冥想的内容中进一步讨论。
- 与世界保持互动：帕坦伽利瑜伽的前两支和佛陀八正道中的前五道，都提到我们的人际关系、谋生方式以及生活方向是获得任何平衡或宁静的重要基础。

亚历山大技巧

亚历山大技巧能训练我们克制住一些功能失调的肌肉收缩，让身体进入一种动态调整状态，使正确的肌肉工作起来，支持我们的直立姿势。亚历山大技巧中有许多方法能够平衡自主神经系统：

- 克制错误的呼吸模式，使交感神经系统保持平衡，避免其超负荷运转。
- 轻声"啊"技巧（将在第 15 章中介绍）能提升机体内二氧化碳水平，培养出条件反射性吸气而非刻意用力吸气。练习轻声"啊"时，务必确保全身协调，这样才能使其随着吸气和呼气的波动而自由移动。
- 由于交感神经系统超负荷运转会导致身体塌陷或肌肉僵硬收缩，因此，在静止和运动中使身体处于平衡状态，能有效平衡交感神经系统和副交感神经系统。
- 在心理和情感层面，关注思维和反应的习惯模式（导致身心失调的主因）是培养改变模式的开始。亚历山大反复强调，这项技巧主要是改变我们的反应模式，而不是直接让人放松。

放松的问题

在亚历山大技巧的描述中，我们往往会避免使用"放松"这个词，因为学员们常常将其理解为肌张力的整体减弱，由此会产生不协调和塌陷。亚历山大对放松的定义有别于常规概念：

"放松"是指肌肉系统的某一部分在自然状态下保持一定的张力，同时放松那些由自然所决定的或多或少需要放松的部分，这种状态很容易通过采用具有机械性益处的姿势得到保证。[6]

这里的"具有机械性益处的姿势"是指类似猴式这种能让身体以最优化方式

舒展的体式。

在亚历山大看来，放松离不开全身的有效协调，也离不开交感神经系统和副交感神经系统的平衡。当我们说某个跑步者的跑步风格很放松或者某个歌手的歌唱演绎方式很放松时，我们其实是在说他们的运动和机能非常高效。尽管这些活动会用到大量的肌肉，但肌肉的高效运作会让人觉得非常轻松。

因此，将亚历山大技巧应用到我们的瑜伽练习中时，无论是做动态的体式练习，还是做更为平静的调息和冥想练习，我们都希望能增强这种放松及正确协调的能力。这种放松和协调能让我们观察并消除掉日常生活中的多余动作。请注意，那种让人放下一切的放松，即过分强调副交感神经系统，是无法适用于日常生活中的。

第14章 妊 娠

许多准妈妈会将瑜伽作为一种调整身体的放松方式，以应对孕期的各种变化和分娩时的各项严峻挑战。而长期练习瑜伽的准妈妈，则会根据怀孕的不同时期来调整自己的练习内容。

在妊娠期间，除了前三个月的疲劳和晨吐之外，还有背痛和其他肌肉骨骼问题等令人难受的常见伴随症状。随着孕期的发展，荷尔蒙松弛素开始为分娩做准备，使所有韧带变得松弛且软化。因为在分娩时，骨盆和骶骨的关节需要以超出其正常范围的方式活动，而松软的韧带是这一切的前提。

我们已经了解，正常韧带的重要功能是保护关节，以不使其超出健康的运动范围。当韧带失去弹性时，我们惯常的误用习惯更容易给脆弱的关节造成额外负荷。不断发育的胎儿会让这种额外负荷越来越大，并且会使母体之前的误用习惯越来越顽固。

图 14.1 中的系列照片清楚地展示了这个过程：在母体怀孕初期，躯干会过度伸展，伴随肩膀后拉、脊柱前凸、膝盖过度伸展。

而且，在九个月的孕期里，这种姿势的过度发展会越来越严重。为了抵消胎儿在躯干前面的体重，母体会越来越后倾，这种常见模式会对腰椎、骶髂关节和膝关节造成巨大压力，甚至会加重以下症状：下背、骶髂关节、膝关节和髋关节疼痛，关节功能障碍，腹直肌分离（腹直肌分为左右两部分），盆底功能障碍。

亚历山大技术的重点是改善整体协调，让背部能支撑身体前面多余的重量。与图 14.1 相比，图 14.2 中的胎儿获得了更多背部支撑——母体的下背部更为丰

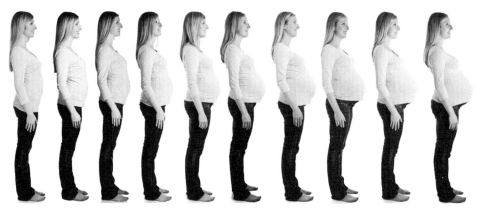

图 14.1

满和靠后，整个身体重量会通过骨盆获得腿部和双脚的支撑。

　　如果准妈妈一直有后倾的习惯，可以在孕前练习一些亚历山大技巧，能够最大限度降低妊娠期间肌肉骨骼疼痛的发生概率。

瑜伽练习

　　虽然增强韧带柔韧度对分娩过程至关重要，但我们也不能忽视其中潜藏的危险，尤其不要以错误的方式来增加韧带柔韧度。因此，即便我们能利用妊娠期的高柔韧度在结构上打开脊柱的固定区域，也只能在专家的指导下进行，以免过度牵拉到其他区域。

　　蹲姿作为一种分娩姿势已经有几千年历史了，实际上比躺姿分娩更胜一筹[1]。蹲姿分娩时骨盆的开口相对更大，能更好地配合宫缩，让产妇产生更强烈、有效的动力。因此，培养蹲姿的整体柔韧度是孕期练习的重要内容。我们将在第 19 章"猴式与蹲姿"中仔细讨论相关问题。

　　在适当的协调练习下，配合猴式、蹲姿和直立姿势，将有助于加强姿势肌，调整我们的身姿，防止腰部陷入过度前凸的状态。如果无法获得老师的帮助，可以用镜子来检视自己是否在强化不良的姿势习惯。

调整瑜伽练习

对于怀孕期间到底应该进行哪些瑜伽练习，人们当前暂未达成广泛共识。由于孕期反应因人而异，或许这个问题永远没有标准答案。根据我自己的教学经验，其实很多人都可以持续练习瑜伽（从受孕到分娩前一天）。

但是，即使瑜伽能帮助缓解妊娠期前三个月的恶心感和疲劳感，孕妇在练习时也不能掉以轻心，因为这是最有可能流产的阶段。

孕期瑜伽练习者可以参考以下普遍建议：

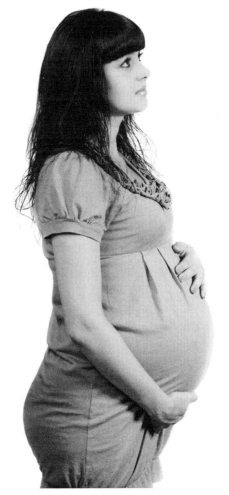

图 14.2

- 避免过度拉伸。
- 避免与跳跃相关的体式。
- 避免深度后弯。
- 避免深度扭转腹部。
- 避免斜板式这类支撑体式，因为支撑体式对腹部作用很强。
- 从怀孕初期就应该避免剧烈瑜伽锻炼和"热瑜伽"。
- 随着孕期的发展，应避免下趴这种既危险又不适的姿势。
- 不要挤压腹部；做前屈体式时，应避免让双腿挡住腹部的下倾动作，避免深度扭转等。
- 对于倒立体式，目前人们意见并不一致。但如果不确定自己会不会摔倒，就务必要避免这个体式！有一些孕妇的确能很好地完成倒立，但是每个人的自身条件是不同的，要根据自己的身体情况谨慎行事。

• 随着孕期的进展，静脉会开始受到压迫，并干扰到身体的循环，仰卧会变得越来越不舒服。这种情况发生的阶段因人而异，有的孕妇很早就有这种感觉，而有的孕妇到了怀孕后期才会感到不适。此时，孕妇可以用左侧卧来替代半仰卧屈膝式或挺尸式，如第137页图16.3所示。

第 15 章　呼吸、正念和冥想

这并不是呼吸，而是一个胸膛挺起与下落的过程。

——F. M. 亚历山大 [1]

任何有益的事物，都可能因为使用不当而变得有害。许多权威人士认为呼吸练习也是如此。

——F. M. 亚历山大 [2]

在瑜伽和亚历山大技巧中，呼吸的性质和质量是公认的关键性的整体健康指标。呼吸本身是一种主要由自主神经系统控制的反射活动，却很大程度上受制于我们的自我运用方式。

当我们有意识地改变自身呼吸模式，无论是通过调息、发声训练还是吹奏管乐器，随着时间的推移，最终都能达到改变呼吸反射模式的目的，只是这些改变有好有坏。我们必须秉持谨慎的态度，了解大量的知识，才能去做这些刻意改变呼吸方式的尝试。同时，我们也要知道，其实在饮食或说话的过程中，我们已经不知不觉形成了主动改变自身呼吸的意识。就亚历山大而言，他正是在说话的过程中留意到了自己反常的呼吸习惯。

当交感神经系统过度兴奋时，我们就会处于压力状态，呼吸会受到影响。对于许多人来说，这是一种慢性状态。当感到压力时，身体会对任何让我们害怕的事物做出战斗或逃跑的准备。在紧急情况下，我们可能恰好需要这种呼吸模式，但是当脱离危险之后，这种紧促的呼吸模式会破坏我们的身心健康。因为短促而频繁地呼吸，意味着吸气的时间比呼气的时间长，并且这种浅呼吸只停留在上胸部。肋骨可能会在极度紧张的惊恐、呆滞反应中受到制约。

几千年来，人们一直认为改变呼吸可以改变人体的整个心理物理状态。本章后面有关正念和冥想的内容中提及，通过注意呼吸来平静头脑是佛教禅修的基本方式，也是哈他瑜伽呼吸意识和调息练习的基本方法。

我们的呼吸方式是自我运用的关键。呼吸副肌可能被过度用于呼吸，通常是通过吸气、呼气提升和降低胸腔，或者人体误以为这是横膈膜呼吸而使腹部肌肉工作，那么整个身体就会失去平衡。亚历山大认为，一旦呼吸紊乱，"身体的对称性、全身优美的曲线就会发生变化"。[3]一旦发生这种情况，仅试图纠正错误的呼吸模式而不考虑整体协调性是无法将其成功改变的。

呼吸生理学

错误的呼吸模式不仅会改变身体的整体对称性，还会扰乱我们体内的化学反应，影响所有器官的健康。呼吸性酸中毒是指肺部无法排出足够多的二氧化碳而使血液变得过酸的一种病症。更为常见的是低碳酸血症——一种由快速浅呼吸引起的二氧化碳缺乏症，这种疾病会导致血液碱性过高。

二氧化碳是一种平滑肌松弛剂。如果我们体内的二氧化碳太少，肺部细支气管、动脉血管和肠道周围的平滑肌就可能会收缩。这种收缩可能会导致哮喘患者产生胸闷；导致高血压，因为心脏不得不更加卖力地泵送血液，才能使其通过收缩的血管；加重消化系统疾病；引起肠易激综合征。为了最有效地向红细胞释放氧气，红细胞中二氧化碳含量必须保持在最佳水平。如果长时间呼吸不畅，人们就会习惯性吸入较低浓度的二氧化碳，从而导致血液和组织液长期处于过碱状态。这种习惯性过度换气也可能损害认知功能。医学界已有证明，通过在纸袋中呼吸来恢复二氧化碳水平，可以帮助由于过度呼吸而患上恐慌症的人群。

布泰科（Buteyko）呼吸法是一种著名的治疗哮喘的方法，其原理是通过防止过度呼吸和口呼吸来提升血液中的二氧化碳水平（比如呼气后屏息一段时间）。亚历山大技巧则使用轻声"啊"练习来从机械层面和生理层面训练呼吸，我们稍后将在本章中具体讨论。

乌加依（喉式）呼吸法

乌加依呼吸法是哈他瑜伽中的一种调息法，这种调息法能与瑜伽体式相互协调，使练习者保持稳定而有节奏的呼吸。其方法是：呼吸时，保持嘴巴闭合，让喉咙轻微收缩并发出轻声的"啊"。在练习体式时这样呼吸，就能够避免呼吸急促或过度呼吸，从而使大脑平静下来。

我自身没有在练习中或课堂上应用过这种呼吸法，因为我更希望让呼吸和身体处于自然的状态。亚历山大技巧的首要任务是预防错误的自我运用习惯，其中也包括呼吸。因此，务必避免用任何呼吸技巧来替换当前有缺陷的呼吸习惯。尤其让我担心的是，乌加依呼吸法强调吸气时应填满肺部，这种方式很可能会导致人体内过度氧化。在任何有意识的呼吸改变中，重点应该始终放在呼气上，因为呼气是由健康反射引起的吸气前兆。

调 息

瑜伽中有许多调息练习，包括吸气、呼气和呼吸控制（吸气或呼气后屏息）。通常，只有在深层禅定中才会自然产生呼吸暂停，因此调息练习中的屏息是对这种深层禅定的一种复制，目的在于激活深层禅定状态。

这种练习会增加血液中的二氧化碳含量，从而改变各种生理效应，如降低心率和血压，以及平衡自主神经系统。通过在调息练习前后对比自己的脉搏，我们不难对比出心率的变化。

亚历山大的轻声"啊"技巧也有助于增加二氧化碳含量，它能培养出反射性吸气而非强制性吸气。练习轻声"啊"时，务必确保全身处于充分协调之中，这样身体才能随着吸气和呼气的波动自由移动。

亚历山大的呼吸改善

亚历山大是个早产儿，出生时存活概率很低。由于呼吸系统还未完全发育，早产儿常常会呼吸困难。在当今的新生儿重症监护室中，婴儿们能获得呼吸机的辅助。但1869年是没有这种条件的，亚历山大的母亲不得不把儿子随时带在身边，直到他度过危险期。

早产儿呼吸起来十分费力。他们呼气时会发出呼噜声以保持呼吸道（肺泡）畅通。但如果越来越多的肺泡随着每次呼气而塌陷，血液中的二氧化碳就会增加。如果不能通过其他化学手段来化解这种二氧化碳增加的情况（如将二氧化碳与碳酸氢盐结合之后排出体外），他们就会死亡。

珍妮弗·凯洛指出，亚历山大在舞台上的失声，其实应归咎于他在早产儿时期身体所形成的一种生存机制。早产儿的求生方式，使亚历山大养成了一种顽固的习惯——当他驼背喘气时，就会把头往后缩。成年后，这种呼吸方式日渐破坏着他的健康。亚历山大在《自我运用》一书中曾描述过，在恢复声音的过程中，当他成功地从根本上改变了自我运用习惯后，也顺带克服了自幼困扰他的疾病，包括各种喉咙、鼻腔和呼吸道疾病。凯洛写道：

> 早产儿在出生后的72小时内，会在呼吸困难中挣扎着形成一种呼吸模式。这种基于求生本能的呼吸模式一旦形成，他们的身体就会开启自动适应模式，让身体习惯于这种呼吸模式，并将其认定为"正常"呼吸模式。即使后期肺部发育成熟，他们也会继续在这种病态的呼吸模式中成长。想要回归正常呼吸，他们必须先停止当前的病态呼吸习惯才行。[4]

随着当今科技的发展，越来越多的低龄早产儿也能得以存活。我们不难预计，越来越多的人会碰到与亚历山大相似的境遇。的确，并非所有早产儿都会患上哮喘，但在过去的几十年里，我们已经看到发达国家的哮喘发病率在急剧上升。在美国，从1980年到1994年，哮喘的自我报告率上升了75%；从1975

年到 1995 年，哮喘就诊人数从 460 万人增加到 1040 万人，可谓翻了一番。[5] 之后，哮喘发病率一直呈上升趋势，2009 年有 8.2% 的人患有哮喘，而 2001 年仅有 7.3%。[6] 其他国家也出现了类似的上升。

呼吸练习

对于所有呼吸模式不良并希望能养成健康呼吸习惯的人们，凯洛的阐述非常清楚："要想体验正常呼吸，必须先停止当前的呼吸习惯。"[7]

这就是呼吸练习所面临的问题：我们到底应该如何停止当前的呼吸习惯？我们应该怎样在调整呼吸的同时避免进一步固化错误习惯呢？

婴儿显然无法接受呼吸方面的指导。在早产儿们度过生命挣扎期之后，凯洛能够用手势与婴儿沟通，让他们知道自己不需要以过度收缩的肌肉组织来呼吸，从而帮助他们解除这种由于病态呼吸而引起的全身收缩。在这种温和的指导下，婴儿一旦熟悉了新呼吸方式带来的体验，就会以这种健康呼吸习惯来替代之前的错误习惯。

在早产儿两岁之前，很容易逆转这种收缩性的呼吸模式。而成年人就没有这么幸运了，因为成年人的神经系统可塑性不如新生婴儿，他们无法在短期内扭转缺陷性的呼吸模式。亚历山大技巧能帮助我们改变这种不健康的呼吸习惯，尽管调整时间稍微有点长。呼吸不是一个孤立的功能，它与整体的自我运用密切相关，我们首先需要关注的是整体自我协调，试图单独直接介入呼吸会适得其反——在旧有的习惯模式中进行调息或呼吸练习，只会让错误的习惯更加顽固。

呼吸机制

呼吸运动如同波浪一般，在全身上下有条不紊地翻涌漫延着。吸气时，肋间肌和横膈膜之间会相互作用：肋间肌会带动肋骨向上和向外扩张，致使中心腱牵拉横膈膜，使横膈膜向下移动。横膈膜和胸腔的这种运动会让肺部产生真空，从而使空气得以流入。

　　呼气时，肋骨向下、向内移动，横膈膜上升，盆底和腹壁回弹。在我们没有妨碍自身运用的理想状态下，整个脊柱会在呼吸过程中略微变长。常规情况下，由于横膈膜的释放，内脏会产生出向上的压力，让我们得以呼出气体。因此，除非我们参与的动作需要额外的肌肉力量（如有氧运动、喊叫或唱歌等），呼气主要是呼吸肌释放的结果。

　　横膈膜（图 15.1 和图 15.2）是一种穹隆状的肌肉，在肋骨内向上隆起，将躯干分成腹腔（下部）和胸腔（上部）两部分。横膈膜并不对称，它的左侧略低以适应心脏。肋骨的运动与良好的呼吸密切相关。当横膈膜移动时，肋骨也会移动。然而，横膈膜并不是唯一作用于肋骨的肌肉。相邻肋骨之间的空间由内 / 外肋间肌占据着，这两层薄薄的肋间肌相互重叠。肋间肌和肋骨都不是水平的，因此，如果我们在呼吸时想着将肋骨水平向内、向外推动，只会制造紧张。

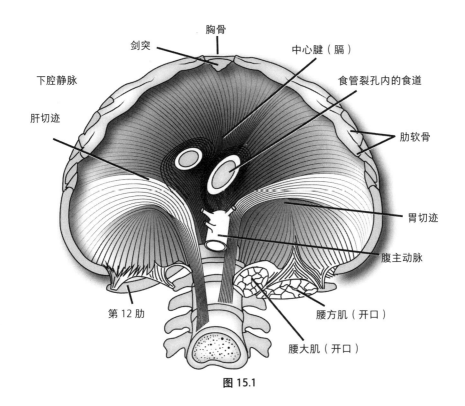

图 15.1

横膈膜有三个起端：

1. 胸骨：起于剑突后面。

2. 肋骨：起于肋弓上第 7~12 根肋骨的内面。

3. 脊柱：起于腰椎 L1~L3 正面（右侧）和 L1~L2 前端（左侧）。

横膈膜的三个开口分别通往三处：

1. 食道：使食物和液体通过。

2. 下腔静脉：使血液流向心脏。

3. 主动脉：使血液从心脏流出。

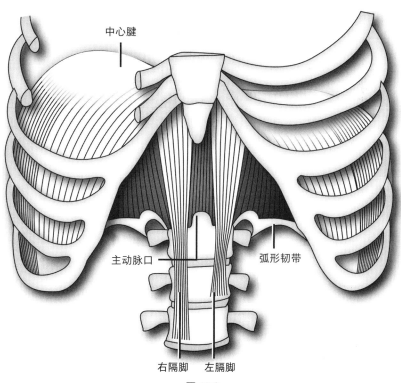

中心腱

主动脉口

弧形韧带

右膈脚　左膈脚

图 15.2

横膈膜下移时，下肋骨会沿曲线向上和向外移动，使胸腔向侧面扩展，就像被提起的桶柄一样。横膈膜下移会带动腹腔和骨盆内的脏器，致使整个腹壁向外扩（前方、侧方和后方），同时将盆底向下推。

腹壁的紧绷会极大地限制肋骨和横膈膜的移动，盆底和腰部的紧绷也是如此。这种紧绷往往伴随着骨盆的僵硬，而骨盆的僵硬往往与臀部和腿部的僵硬及膝盖的交锁密切相关。事实上，这些全都是身体紧缩的一些体现。

另一种与之相反的问题是，我们可能会在呼吸中过度运用腹部肌肉，还误以为自己在进行腹式呼吸。亚历山大观察到，一些年轻女孩在声乐老师的调教下改变了呼吸方式，使她们的仪态"看起来像熟龄女性"。其实，这种呼吸方式是通过下背部收缩来限制横膈膜的充分运动而实现的。

常见误区

我以前练习调息时，获得的指令是连续吸气到躯干的下部、中部和上部。虽然指示中没有说明，但我对这一指令的解读是，呼吸过程需要带动身体前部的扩张，即腹部和胸部的扩张。结果，由于我过度收紧和控制了自己的背部肌肉，没能让横膈膜得到充分扩张，致使腹部肌肉受到过度拉伸和削弱。

人们常常觉得自己在进行"横膈膜呼吸"，而当被问及横膈膜的具体位置时，他们常常胡乱指向腹部某个地方。人们往往会误解横膈膜的位置，许多人认为横膈膜在躯干的垂直平面上，而非水平面上。同样，人们对肺部位置的印象通常低于肺部的实际位置，或者不知道肺部其实既位于前胸，也位于上背部；或者完全不了解其实肺部的顶部高于锁骨（参见第 39 页图 7.5）。有关呼吸的话题充满了误解，我们非常有必要认识到这些误区，以免影响自己的呼吸方式，以及控制或改变呼吸的能力。

在做"深呼吸"时，大多数人会通过鼻子吸气——倒抽一口气后抬起胸部，把腹部往外推。空气并不是在鼻子的作用下进入体内的，而是由于躯干扩张制造出了一定的真空，让肺部能立即充满气体。

亚历山大在他的《呼吸发声的再培养》（*New Method of Respiratory Vocal Re-*

education，暂译名）[8] 一书中写道，人们激活这种有害的呼吸模式时，会产生以下六种结果：

1. 咽喉下垂。如果在准备发声的吸气时发生这种情况，舌头的自然运动和声带的自由活动就会受到限制，从而干扰发声。

2. 上胸部过度抬高。

3. 腹部突出，腹部压力分布不均。

4. 吸气时，整个身体前部（胸腹）过度膨胀，而腰背区域却过度收缩（横膈膜需要在腰背部扩张下才能充分运动）。

5. 呼气时，胸部塌陷。

6. 颈部紧绷后缩。用口腔吸气时，这种颈部后缩往往会更加突出。

亚历山大在这份清单上补充了一些自己的看法，尤其是这些误用习惯对心脏和腹部内脏的影响。在第 39 页的图 7.5 中，我们能够看到心脏和横膈膜之间的密切联系。心包是包裹和保护心脏的结缔组织囊，附着在横膈膜上。不难想象，横膈膜下移牵动所有腹部器官往下移动时，如果与这些器官的健康位置发生冲突，将会造成什么后果。

在亚历山大时代，扩张胸部是体育界的宣传标语，就像增强核心肌肉组织是当今的口号一样。图 15.3 来自亚历山大的《最优秀的遗传素质》（*Man's Supreme Inheritance*）[9] 一书，图中这个不幸的男孩掌握了"深呼

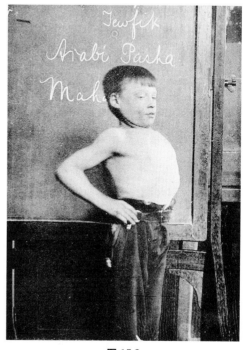

图 15.3

吸和胸部扩张"技巧。在亚历山大看来，这样的锻炼只会导致畸形。看着这张照片，我们的确无法反驳。

瑜伽中的呼吸

我们要记住：

- 呼吸主要是一种潜意识活动——我们刻意注意呼吸时，呼吸反而会受到干扰。

- 如果呼吸长时间受到干扰，潜意识活动就会受到影响。因此，我们要谨慎行事，确保自身所做出的任何改变都能有益身体健康发展，务必要远离会给身体带来伤害的改变。

- 基础姿势决定着身体是否能在呼吸中获得充分活动。对大多数人来说，由于背部塌陷或过度收缩，他们无法做到完全开放的呼吸。因此，在对呼吸进行任何改变尝试之前，必须先调整自身的姿势和动作。只有让呼吸器官恢复有效的运行能力，才能改善呼吸习惯。

- 胸部的扩张和横膈膜下移制造了真空，气息才得以进入身体。只试图通过鼻子或口腔吸入气体，会让身体和呼吸都失去协调。

- 尽管我们能够通过运动和姿势来扩张或压缩躯干，以减少或增加肺部和胸腔的体积，但是横膈膜下方的空腔只会发生形状的改变，而不会发生体积改变。如果我们已经养成了错误的自我运用习惯，对于这个部位来说，将腹部前推是阻力最小的一种方式。但我们最需要的恰恰是将腹部往侧面和后面扩张。如果我们仔细观察腹腔和盆腔内横膈膜下方的区域，我们可能会对这一区域的整体形状感到惊讶（图 15.4）。

- 大多数人的问题都在于紧缩的下背部限制了浮肋的潜在扩张力以及横膈膜的充分移动。亚历山大指令会让颈部放松，同时双向扩展背部（延长、拓宽），并让头部向前和向上释放，进一步优化这种柔韧性。

- 我们应始终将重点放在呼气上，避免过度吸气，把吸气仅当作一种反射。

轻声"啊"

　　虽然亚历山大使用的是"呼吸再培养"这个词，但我们最好简单地称之为"培养"。因为包括亚历山大在内的一些人可能从未体验过真正健康的呼吸。亚历山大意识到，呼吸不畅来源于压力和整体失调。他认为，实现基本的放松和协调是恢复健康呼吸的首要步骤，但他也意识到这可能还不够，所以他发明了一种轻声说"啊"的技巧，这种技巧能有意识地为自主神经系统提供所需的信息，以纠正错误的呼吸模式。

　　练习轻声"啊"时，全身必须处于放松协调的状态。因此，在能够合理自我运用之前，请暂时不要进行这个练习。我经常要等到新学员学会半仰卧屈膝式时，才会把这种方法教给他们（有关该体式的描述请参见第 16 章）。

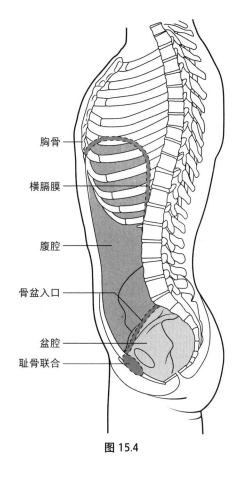

胸骨
横膈膜
腹腔
骨盆入口
盆腔
耻骨联合

图 15.4

　　该技巧既能训练发声，也能训练呼吸，练习者可以利用到下颌和舌头的自由性以及软腭的柔韧度。一旦我们建立了协调起始控制的能力，就能够在这种整体协调的环境中，集中精力去适当协调舌头、下巴、软腭和面部。这种整体协调能支持声带在张力和放松之间保持精确平衡，使轻声听起来也不会有任何粗粝感。如果这些部位出现任何张力或横膈膜出现任何过度推动，都会在"啊"声中反映出来。

　　在紧张的呼吸中，吸气时间会长于呼吸时间。而在轻声说"啊"时，情况正好相反：这一过程的重点是延长呼气时间，但不要达到紧张的程度。起初，人们往往很难在不紧张的情况下延长呼气，但是随着专注练习的进行，他们便能逐渐养成自由、轻松延长呼气的习惯。在呼气时轻声说"啊"的关键在于：在"啊"声结束时，下一次吸气一定是反射性地吸入，而非习惯性地刻意吸入。刻意吸气不仅会导致肌肉紧张，还会导致血液过度充氧以及由此产生的所有其他问题。有刻意吸气倾向的人在吸气前应屏息，以确保吸气完全是一种反射性行为。

　　这个过程无法以书面形式充分表达，因为练习必须结合适当的指示。如果想体验一下这个过程，你可以把它作为一个实验来做，但务必不要盲目重复。声音的质量高低会反映出这个方法的效果是否良好。呼气时，我们必须去捕捉任何过度收缩的倾向；吸气时，务必确保这是自然反射性吸气。许多患有哮喘的人发现，经过短短两三轮的呼吸之后，他们就不得不用刻意快速吸气来补充氧气。严重的哮喘患者可能需要几周甚至几个月的时间才能逐渐增加轻松呼吸的次数，哮喘会在这个过程中慢慢获得改善。

正念与冥想

　　我在泰国修习佛教正念时曾读过的一本书让我对亚历山大技巧产生了兴趣。

　　比丘们，这是净化众生、克服悲伤与哀叹、消除痛苦与烦恼、走上正道以及实现涅槃（圆满觉悟）的直接途径，即正念的四大基础。

　　"比丘于身体留意观察身体，精进、警觉（正知）、正念（念念不忘），舍弃对世间的贪、忧；

　　他于感受留意观察感受，精进、警觉（正知）、正念（念念不忘），舍弃对世间的贪、忧；

　　他于心态留意观察心态，警觉（正知）、正念（念念不忘），舍弃对世间的贪、忧；

　　他于其他心法留意观察心法，精进、警觉（正知）、正念（念念不忘），舍弃对世间的贪、忧。"

——《大念处经：四念处》

我立即被这两个领域之间的相似之处所吸引，并决定要找机会体验亚历山大技巧。当时我正在进行的修习基于《大念处经：四念处》（*Satipatthana Sutta—The Four Foundations of Mindfulness*），经书的开篇总结了其修行方法（见第 126 页的方框）。

巴利语 "Sati" 常被译为 "正念"，意思是保持注意力或记忆。坦尼沙罗比丘（Thanissaro Bhikkhu）解释道：

> 所谓正念，即以正当的角度来保持觉察。现代心理学研究表明，注意力仅仅存在于每个离散的刹那里。我们对某项事物的注意力只能维持在瞬间，若想保持注意那一事物，就必须一遍又一遍地提醒自己返回其上。换句话说，持续的注意力——那种能够长时间观察事物的注意力——需要我们把刹那缝合起来。这就是正念的目的。它会让我们将注意对象和自己的注意目标牢记在心。[10]

正念，不仅意味着要对自己的身体保持深深的观照，还包括对自身情绪、精神状态、思想与感知的观照。这四种基础的观照类型可能各有侧重，包括分析并观察心理物理状态如何发展和消失，以及单纯去观照自己的念头如何产生又如何消失；包括去观照意识中所产生的任何事物，并观察自身是如何时时刻刻做出反应和行动的。清晰的感知会有助于评估，例如是否做出回应。与亚历山大技巧相似，正念的关键在于在冲动表达前对其进行清晰的观察，用亚历山大的话来说，这能够使我们自由地给予这些冲动 "同意或拒绝"。

在内观练习中，欲使身心平静，首先要专注于从身体和呼吸中产生的感觉，然后人们会开始注意到念头持续不断地生生灭灭。思考是头脑的本性，试图停止思考并不是处理这一问题的妙招。我们只需要观照这些念头，然后再回来感知呼吸的进出或身体中产生的物理感觉。温和地感知呼吸和身体，能让我们慢慢将注意力从惯性思维转移开，并集中在自己的身体上，从而达到深度的平静状态。

如前所述，冥想能带来宁静、祥和的状态，清晰、专注而超然的注意力也能够让我们洞察到潜在思维、感觉习惯是如何养成和保持的。这种洞察为我们提供了选择的机会，从而能让我们的反应不再受制于这些习惯。近年来，心理学家和心理治疗师开始全方位研究佛教禅修。乔·卡巴-金（Jon Kabat-Zinn）已经在正念的基础上发明了一种减压疗法，这种疗法现在被广泛应用于治疗情绪和行为障碍，以及与慢性和晚期疾病相关的心理疾病中。正念认知疗法是心理治疗师发明的另一种混合疗法。事实上，正念练习所带来的身心健康已经引起了心理学和学术界的极大兴趣，以至于人们在这个相对较新的研究领域所做的大量研究已经超过了亚历山大技巧的研究。

> 对我们来说，只有"所见""所闻""所感""所想"……我们自己并没有参与其中。当我们没有参与其中时，我们就不在那里。当我们没有在那里时，我们既不在这里，也不在那里，更不在两者之间，这就是烦恼的终结。
>
> ——《箭喻经》（*Malunkyaputta Sutta*）

传统心理治疗更侧重于心理问题的认知和情感方面。然而，如果患者陷入强迫性思维模式或慢性疼痛等恶性循环中（以及其中伴随的恐惧、愤怒和抑郁等情绪中），可以用另一种方式来解决问题——专注于身体感受。这种对身体的关注，刚开始可能会让患者感到更强烈的疼痛和不适。但是在更深层的冥想定境中，这种专注会产生喜悦感，正如佛经《增支部》（*Anguttara Nikaya*）中佛陀所描述的禅修专注的一种状态：

> 比丘沉浸在专注所带来的法喜和快乐中，他的整个身心都笼罩在这种法喜和快乐中。[11]

其实，任何进入过深层禅定的人都知道，这个过程会让人直面一些自己不太愿意面对的心结。虽然对大多数人来说，短暂的禅定会带来一定平静和疗效，但对于心理疾病重患来说，进行密集的禅修可能比较困难，甚至会造成伤害。这类

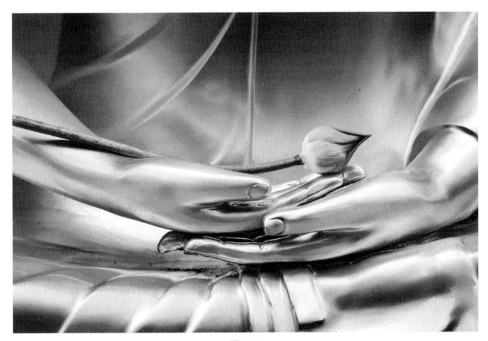

图 15.5

患者最好不要将上述禅定练习作为心理或心理治疗实践的一部分。

　　静坐冥想练习，即使对培养内心的宁静和洞察力非常有效，但并不是训练专注力的唯一方式。正念的训练，与亚历山大技巧一样，需要我们在行立坐卧中随时进行。《大念处经》中描述，这种关注不仅是为了观察我们正在做的事情，也是为了理解所产生的心身状态的真实本质。这种仔细的关注能使我们分析自己的心身状态，帮助克服有害状态，防止它们在未来出现，并学习如何发展积极的状态。

　　像哈他瑜伽、太极和气功这类需要人们在"运动中保持禅定"的练习，也许会更容易促进我们集中注意力。在练习中，明确的意图与专注力，能够使我们更容易避免过度思考的干扰。亚历山大评论，在培养新的运动习惯时，我们都很难保持稳定的注意力和意图：

　　　日常教学经验告诉我，为了某一特定目标工作时，我们都能够预测一个方向，但是当我们预测第二个方向时，继续给出这个方向；当我们增加第三个方向时，继续给出这两个方向；当我们继续朝着目标前进时，继续给出这三个方向，已经被证明是我迄今所知的每个学员的**"驴桥"**。[12]

冥　想

对于佛教禅修，我只能在前面稍作简介，因为佛教和印度教的传统著作、哲学理论和禅修方法浩如烟海，我们根本无法在此一一进行总结。此外，在基督教、犹太教和伊斯兰教中，也有一些传统而神秘的冥想方法。从表面上看，所有的冥想练习都能被分解为静坐和静止的身体这两部分。大多数冥想还包括将注意力集中在特定的冥想对象上，比如咒语、视觉化了的曼陀罗、呼吸或身体等。

尽管这些冥想法源自不同的宗教派别，但练习者静坐一段时间后，通常都能达到某种程度的身心寂静状态。埃里克·哈里森（Eric Harrison）表示，不论人们进行什么类型的冥想，"都会在某种程度上将注意力集中在身体这张地图上"。[13]的确，当我们坐着时，动觉、本体感觉和内脏感觉往往会强烈地冲击意识，此起彼伏的念头和画面也相继不断地流向意识。虽然不同的冥想派别会以不同的方式来处理这些现象，但这些方法往往都能让人身心平静，从以交感神经系统为主导转变为以副交感神经系统为主导。

冥想的姿势

盘腿坐在地面（图15.6）或坐垫上，是一种传统冥想姿势。但是，如果像西方人一样不太能适应这种姿势，可以选择坐在或跪在凳子上（图15.7和图15.8）。对于身体僵硬的人来说，用任何姿势静坐都是一种折磨。想更轻松地进行冥想，可以采用瑜伽和亚历山大技巧来培养身体的柔韧度、开放性和舒展性。

"坐直"是人们静坐冥想时最常听到的建议。然而，"想要坐直"和"如何坐直"完全是两码事。观察任何一组冥想者，我们不难发现，并不是人人都能坐直。问题的矛盾点在于人们在体内获取到微妙的动觉信息之后，根本无法利用这些信息来精确判断全身各部位在空间中的位置。这些方位信息大部分依赖于

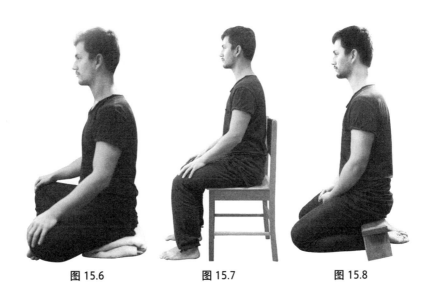

图 15.6   图 15.7   图 15.8

佛教八正道

正见
正确的见解或观点。

正思维
正确的思想或态度。

正语
正确的言论，不说妄语、绮语、恶口等。

正行
符合伦理道德的正确行为。

正命
从事正确的职业。

正精进
朝着正确的方向努力。佛陀用弦乐器作譬喻，教示众人的修行应该像弦一样
既不太紧也不太松。

正念
正确地觉知当下。

正定
正确地集中注意力，于禅定与专注中。

我们的视觉，一旦闭上眼睛，视觉就无法再为我们提供信息。于是，大多数人会陷入习惯性驼背，少部分人以僵硬的方式来保持坐直。练习一段时间的冥想之后，人们为了缓解身体的紧张而动一动身子是非常常见的。亚历山大技巧有助于我们逐渐培养出高度敏感的动觉，能让我们在冥想时保持坐姿的自由、开放和协调。

体重没有集中在坐骨上就难以坐直。骨盆向后滑动会导致躯干前倾，在这种状态下想要拉直背部就需要非常大的努力。所以，盘腿坐着时，骨盆下面应该有足够的支撑，使体重完全集中在坐骨上，这样我们就能用髋关节（而非脊柱）略微向前滑动。

第 16 章　如何休息才能有益健康

　　无论学员们是否练习瑜伽，我都推荐他们在日常生活中进行半仰卧屈膝式或有益健康的休息体式（图 16.1）。2008 年发表在《英国医学杂志》（*British Medical Journal*）上的一项经过精心设计的大型背痛实验中，姿势疗法被认定为自我护理的重要组成部分。这项实验表明，半仰卧屈膝式能有效缓解慢性背痛。[1]当人们处于这种支撑型休息姿势中，脑海中的念头更容易得到有意识的指示和控制，从而更容易缓解紧张，达到有益健康的休息效果。经常这样做（最好是每天10~20 分钟）将有助于脊柱的调整和伸展，达到改善整体姿态的效果。因此，我的瑜伽课总是以这个体式作为课堂的起始和结束。根据课程时间长短，我们会在

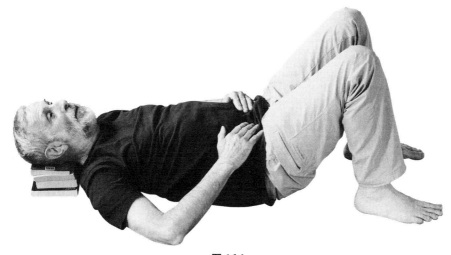

图 16.1

开始时练习 10～20 分钟，结束时练习 4～5 分钟。如果学员愿意，课程结束时我还会让他们在这个体式上多停留一会儿。半仰卧屈膝式也是一系列仰卧体式的基础。

　　我的亚历山大老师第一次教我半仰卧屈膝式时，我在这个体式中感受到了一种前所未有的释放感和舒张感。显然，即使我已经练习了多年的瑜伽和正念禅修，我的全身上下仍存在着许多自己过去从未意识到的紧绷。这种根深蒂固的深层紧绷正是我过度活动造成的。

　　挺卧式或挺尸式（图 16.2）在瑜伽课中非常普遍，也非常受欢迎。在这个体式中，人们能够在休息中释放多余的肌张力，进入深度放松状态。然而，出于以下原因，我已经在亚历山大瑜伽课上用半仰卧屈膝式替代了挺卧式：

- 直接"放松"并不是重点，全身上下的拉伸与舒展才是我们的目标。半仰卧屈膝式中的指令"放手"与释放和舒张有关，恰好能应用于我们的直立协调中。
- 对许多人来说，尤其是对于下背部紧张的人来说，像挺尸式这样双腿伸直躺着，相当于对腰椎施加压力，可能会造成疼痛与不适。
- 脚掌与地面的接触，尤其是在大脚趾球处，会刺激姿势反射，有助于我们体验腿部、髋部、骨盆和整个躯干的舒张。

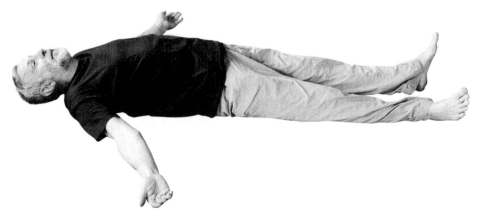

图 16.2　挺尸式

- 当头枕在书上时，我们能够将整个脊柱和躯干连接起来，进入一种舒展状态。而如果以挺尸式直接躺在地面上，头部会出现后缩，无法体验到这种舒展感。
- 双臂的位置能使上半身和肩胛带获得平衡伸展，避免练习者为了做到"完美"的体式而拼命收缩（如向后拉肩膀）。

半仰卧屈膝式练习指南

半仰卧屈膝式最好在老师指导下进行，以下给出的指南仅供参考。但鉴于本书大部分读者都暂时无法得到亚历山大老师的指导，所以我在练习指南的末尾增加了补充说明。

1. 准备几本书放在地面上，作为躺下时的书枕（书枕的高度请参考末尾的补充说明）。
2. 确保练习环境温度适宜——因为随着体式的进行，练习者的身体可能会随着体温的降低而收缩紧张。
3. 确保地毯或瑜伽垫铺设在稳固的地面上。
4. 进入这个体式，尽可能对齐脊柱和骨盆。
5. 仰卧躺好之后，让两只脚掌平放在地面上，使双膝朝天花板向上弯起。
6. 双手放在躯干上面或落于其两侧。
7. 请留意背部与地面的接触。我们可以通过背部、躯干来传递舒展和放松的意图，但不要试图用肌肉去改变这种接触。
8. 脚掌平放在地面上时，请让重量均匀分布，避免腿和脚来回晃动。
9. 如果双腿有向内靠拢的倾向，就稍微调整一下脚掌，让它们再靠拢一些；如果它们有外翻的倾向，请将双脚再分开些。
10. 背部贴实地面，但不要使劲挤压背部或试图把其自然曲线拉平。

11. 双臂放松，准备好舒展肩膀和胸部区域（同样避免挤压）。

12. 让骨盆处于休息状态，呼应以上的这种舒张感。

13. 请通过鼻子正常呼吸，嘴唇微闭。

14. 睁着眼睛有助于保持清醒和警觉。现在可以轻轻激活亚历山大指令：放松颈部（即使有丝毫后缩颈部的迹象，也要避免），让头部向前上方释放，并尽可能地舒展背部。这里的向前上方最好理解为：脸朝向天花板，头顶朝向墙壁。但这些都仅仅是意图，而非"真正去做"。

15. 起初，我们可能想尝试一些方法来指导自己的思想。对这种温和的舒展保持觉察，渐渐我们将学会如何引导这种舒张，而非急于获得这种舒张。

16. 缓慢起身，起身时尤其不要抬头或牵拉颈部和腹部肌肉。与之相反，我们应该慢慢转动自己的头部和膝盖，先侧身休息；然后，用手推动身体坐起来，不要绷紧颈部的肌肉；接着，用弓步或蹲步慢慢站起来。务必注意，此时不应激活颈部肌肉。

书枕高度

书籍的数量可以因人而异，平均为 2~3 本。书枕的最佳高度取决于后脑勺与胸椎弯曲顶点之间的距离。胸椎相对越弯，需要的书越多。对于颈部或脊柱过度僵硬的人来说，书枕的高度最难确定。因为书枕的高度必须避免让颈部过度僵硬，并且能遵循人体的自然曲线（脊柱前凸）。对于一些颈部僵硬但全身都过度松弛的人来说，当他们处于半仰卧屈膝式时，C7 和 T1 椎骨可能会往下方塌陷。此时，他们自身并不会发觉这个姿势有什么不适，但当把折叠的毛巾塞在这些椎骨下面时，他们就会产生新的舒适感。

半仰卧屈膝式中的背痛

半仰卧屈膝式会让部分人的腰部和骶骨承受巨大压力。在有老师指导的课堂上，老师经常能够帮助学员通过移动骨盆来获得放松。在我自己的瑜伽课上，我会让这类学员躺在一块泡沫轴上，骨盆微微隆起；如果没有泡沫轴，可以选择用毯子或毛巾来替代。这个部位的压力通常是由腰部的收缩引起的，这种收缩最终会导致这个柔弱部位受到挤压。我们可以通过伸展背部，抬起膝盖，将压力推向腹部，然后再将脚放到地面上等动作加以调整。诸如孕妇等极少数无法在这种体式中找到舒适感的群体，可以用侧卧来替代（图 16.3）。

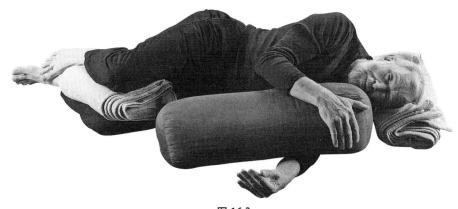

图 16.3

膝盖和腿的位置

在这个体式中，我们需要让膝盖保持向天花板释放——不仅要从髋部、骨盆和腰部中释放出来，还要从与地面上的脚的接触中释放出来。我们不用"做到"这个释放，只需"要求"这种释放的发生即可。某些人会产生一种强烈的潜在肌肉收缩，把腿拉到一边。在这个练习的早期，试图保持双腿直立会在髋部、臀肌和腰部产生高度的张力，使身体难以得到放松。如果遇到这种情况，最好在腿上系一根拉力带，维持住腿的位置，或者将腿放在椅子上，使双腿与身体呈直角。

替代体式

即使我们对这个体式进行了一些微调，但对于极少数人来说，还是会感到不舒服，尤其是怀孕后期的孕妇。我的一些孕妇学员在第六个月或第七个月之后就不能再舒服地进行半仰卧屈膝式了，还有的人在最初几个月就不得不使用替代体式。如果我们倾听自己的身体所发出的信号，自然而然会知道什么时候该用侧卧式来替代半仰卧屈膝式。

半仰卧屈膝式的好处

- 改善整体组织与协调。
- 使椎间盘有机会重新补充水分，从而拉长脊柱。
- 在不破坏脊柱自然曲线的情况下，使受到日益严重挤压的脊柱得到拉长。
- 释放全身的肌肉僵硬和紧绷。
- 改善呼吸能力和协调性。
- 改善血液循环：当肌肉组织的紧张较小时，血液流动会更顺畅。
- 减轻神经压力，尤其是身体有些部位受到撞击时。
- 使内脏器官更有效地活动、重组和运作。
- 通过肌肉和神经系统的休息，促进整体的能量水平。
- 通过身心再平衡来减少情绪障碍，如压力和焦虑。
- 有助于培养更强的背部意识，使三维意识获得培养，有助于扩大本体感觉。[2]

第四部分

瑜伽姿势与体式

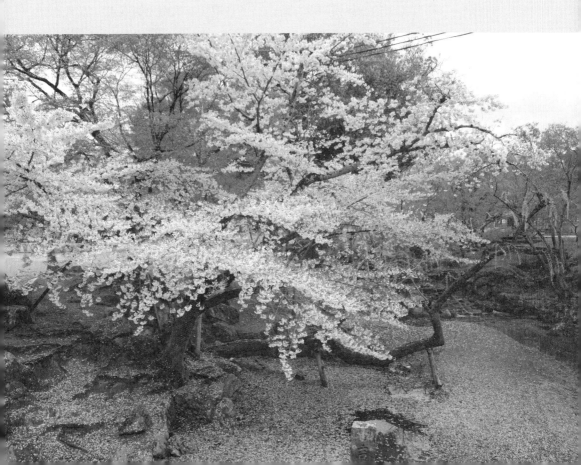

亚历山大技巧在瑜伽中的应用

最先被采用的术语"体式"（姿势）本身是哈他瑜伽的专用术语。练习各种体式能让人们获得稳定的姿态与轻盈、健康的身体。

——《哈他瑜伽之光》

由于我通常不会在书里布置能供人们在家进行的练习和提供建议，有人批评我"有所保留"。不论人们怎么说，我必须要声明，在教学的这一阶段，我不会为自己并未增加大量有关运动主题的资料而内疚。人们感官不可靠且常常误导自身，对照书面指示进行练习难免会带来严重后果，我也不会为此承担任何责任。

——F. M. 亚历山大

在阅读这部分关于瑜伽体式的内容时，请务必记住亚历山大的观点：无论进行哪种类型锻炼，有取舍地运用书面指示至关重要。任何感官鉴赏不可靠的人，都会不可避免地以自己的动觉感受为向导来解读书面指示。此外，人们往往对协调性的概念有误解，甚至在"正常"的直立姿势——尤其是瑜伽体式中，对某些动作的解剖学结构性也存在着误解。比如，人们常常会误解关节的健康活动范围。

也许，我能够从亚历山大所著同一本书的后面一章中获得一些安慰——亚历山大经不住煽动，对某一特定练习（他本人并不认为这是一种练习）给出了非常详细的指导，但是他告诫人们这些指导仍有不足之处。

我想大多数读者已经练习过这些体式或类似体式了。希望读者们能明白，由于人体结构存在各种变量，不同的人在练习时会收获不同的效果，其中的伤害性和柔韧提升程度也会不同。我会在本书中列出人们对这些体式的一些常见误解，帮助人们在这些体式中实现最佳协调。

本书部分章节还详细讨论了与每个姿势相关的身体结构条件，解释了日常习惯往往会如何受到某些姿势的影响并固化。

这部分的章节顺序比较任意，以山式作为第一节。在山式中，我们能对良好体态和破坏性体态的概念进行深入讨论，并就人们对这两个概念的普遍误解进行指正。

我希望本书能促使读者去寻找一位指导老师。如前所述，亚历山大使用镜子是为了检查自己的动觉与视觉感知是否一致。如今，我们也能够使用与屏幕相连的摄像机来检视自己每一个移动的瞬间。

这些瑜伽体式章节有一个共性——由于没有绝对相同的个体，所以没有一种绝对"正确"的瑜伽体式以适于每个人。练习体式的"正确"方法包括：关注我们自己独一无二的身体，观察自身的柔韧度、力量、结构性问题和习惯性运动模式，观察运动对身心状态的影响。我们需要了解什么最适合自己，明智地运用体式并在体式中体验舒展和自由。这是通过调整以使每个体式适应我们独特的身体来实现的。我们希望使身体作为一个协调的整体来运动，因此应特别注意整个脊柱的长度，以及头、颈和躯干的平衡关系（起始控制）。

我总是要求学员们在任何体式下都对自己的意图保持清醒——他们应该清楚，自己需要哪些能量，而体式又能为他们打开哪些能量流。

我希望这一部分及本书其余部分所涉及的瑜伽问题，能为一些读者厘清练习瑜伽的思路。

瑜伽体式的内容分布在接下来的几个章节中，并没有涵盖所有瑜伽体式（这将是一项艰巨的任务）。但是，本部分的章节中给出的体式说明及背后的原则，能够让读者举一反三，将其应用于更多体式中。

第 17 章　山式与优美仪态

在处理协调问题时，不存在绝对的标准答案，毕竟每个人的灵活程度都不同。生活本身就是由一系列姿势连贯而成的。我们不会停下来说"这样才对，这才是我应该做的姿势"这样的话，只会试图僵硬地保持这种姿势，而把身体固定在某种特定的姿势是极不合理的。

——玛乔丽·巴斯托[1]

山式（图 17.1）在瑜伽课程中占据重要地位，常被视为"所有站立体式的基础"，其益处包括：

- 改善身体的对称与平衡。
- 增强注意力。
- 增强脊柱与腹部肌肉力量。

从亚历山大技巧的角度来看，改善直立姿势完全是一项长期工作。的确，我们在生活中很难见到拥有真正协调站姿的人。然而，即使大多数人不会花大量时间改善站姿，它也依旧是我们所有活动的起点，影响着生活的方方面面。在针对亚历山大技巧老师为期三年的全日制教学培训中，主要内容就是学习如何在直立状态下（包括静态站

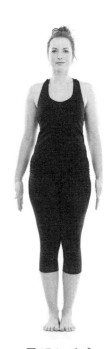

图 17.1　山式

立和动态移动中）良好地协调自己。

无论出于什么原因，一旦我们无法再自由协调站姿，恢复起来就十分困难。哲学家约翰·杜威曾和亚历山大一起上课，他对"站直"的困难性描述得十分详细：

> 一个姿势不良的人会自己意识到或被告诫需要站直。如果他感兴趣并做出回应，就会打起精神来进行某些动作。假设他基本上达到了预期结果，那么他只要记住这个想法或顺序，就能保持这个姿势。思考一下前面这些假设：这意味着实现某种目标的手段或条件独立于既定习惯，甚至可能与这些旧习惯对立。我们假定手段是存在的，那么不能站直完全是目的和欲望失效的问题……事实上，一个能正常站直的人就是能做到站直，并且只有能做到的人才会去站直。在前一种情况下，不需要意志力；而在后一种情况下，意志力则是无用的。一个站不好的人会养成站不好的习惯，这是一种完全主动、有力的习惯。但人们普遍认为他的错误是被动的，他只是没能把事情做对，并且荒谬地认为失败是能够通过意志来弥补的……当然，一个人自发地想站直时，情况会有所不同。在某段时间里，他换了一种站姿，但也只是另一种错误站姿。然后，他把这种异常姿势所伴随的不适感作为站直的依据。但错误站姿有很多种，他只是将以前的姿势替换为另一种错误姿势而已。[2]

请尝试如下实验

侧身站在一面全身镜前，用我们心中的理想站姿站好。对比镜像中自己的实际站姿是否与之前脑海中的想象相符。

与大多数人一样，我们也许会发现：

- 出现头部与肩膀后拉。
- 出现膝盖交锁与骨盆前倾。
- 下背部内凹，导致自身体重没能通过骨盆和腿部连接到脚上，而仅是通过腿部、骨盆和腰部产生的张力在支撑自身。

感觉的误差

我们都以为，只要感觉自己站直了，那实际肯定是站得笔直。其实对大多数人来说，感觉和事实常常相差十万八千里。正如杜威所解释的那样，我们往往以为自己保持了完美站姿，但实际上远远谈不上完美。

根据亚历山大技巧的重要观点，一旦人们失去了日常的基本协调性，也就失去了对身体运动的精确感知能力。

实际上，亚历山大技巧正是一种逐渐修复这种不可靠感官知觉的过程，最终目的是让人们的感官感知与自身的实际活动相匹配。感知错误意味着如果一个本身已经姿势不良的人，无论怎么运用动觉和本体感觉反馈来改变站立方式，都不会实现真正的协调。

图 17.2A 中的示范者以为自己站得笔直；经过了亚历山大老师的手动、口头指导之后，图 17.2B 是他重新调整后的站姿状态；图 17.2C 显示出他在接受亚历山大老师指导时的内在感受。

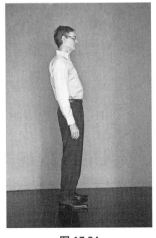
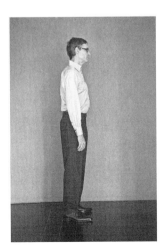
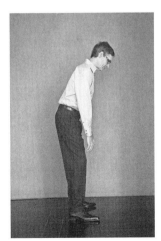

图 17.2A　　　　　　　　图 17.2B　　　　　　　　图 17.2C

人们通常如何描述山式

我为撰写本章浏览过瑜伽书籍的相关说明，这些说明都拥有共同的主题。它们大多与艾扬格经典作品《瑜伽之光》（*Light on Yoga*）中描述的体式变化和阐述有关。[3] 这一描述从对"直立"的说明开始，介绍了脚在地面上的位置，包括双脚脚后跟和大脚趾相互接触的说明、跖骨头在地面上的位置说明以及所有脚趾平放在地面上的说明。然后，他明确指示膝盖、髋部、腹部、胸部和脊柱要"向上伸展"，颈部要"伸直"。图 17.2B 与他的描述非常相似：手臂伸直，从身体侧面略微伸出。

其他老师也从位于地面的双脚开始描述，并详细阐述了瑜伽练习时身体特定部位应做的操作。例如，约翰·舒马赫（John Schumacher）描述："内旋大腿时，请收紧臀部。柔软而开放的骨盆能放松脊柱，增强髋部的弹性并更好地为脊柱提供支撑。"[4]

其他一些我们可能熟悉的常见指令包括：

- 通过收缩股四头肌来上提膝盖骨。
- 内旋两条大腿。
- 向上拉长颈部，使头顶指向天花板。
- 将肩胛骨向后滑动。[5]

在书中，我没有将针对身体不同部位的调整建议全部列出来。但是这类建议所遵循的原则都蕴含在戴维·库尔特（David Coulter）对站姿是如何由远端（四肢末端）到近端（中心）组织起来的描述中，"站姿的整个构造包括……从脚到髋部和躯干，从手到肩膀和躯干"。[6] 这个描述中根本没有提到头部。

然而，我们在讨论亚历山大技巧时反复强调，中枢协调至关重要。事实上，亚历山大把这种头颈协调及其与躯干的关系称为整个机体的起始控制。

在 The Conversation 网站上，一篇关于《什么是伟大的网球教练》的文章很有启发性：

> 我们对教练的注意力行为进行了一系列分析实验（结果还未公布）：同样是观看球员发球，专业教练往往会专注于躯干等近端区域（接近中线的区域），而新教练则更注意观察球拍和球的运动……众所周知，对早期信息（"近端活动学"）的解读和运用能力决定了其专业素养。近端区域（如躯干）是运动的基础，所以尤其重要。随着对运动链（通常是近端到远端的一系列动作）更深入的了解，专家教练便能发现运动员比赛中的问题。[7]

在某些文化中，其群体成员保持平衡与协调的能力要优于被困在现代办公椅中的人们。这些成员常头顶重物，尤其是女性。我们在第11章中讨论过，全身必须处于协调状态才能以不损伤颈部或脊柱的方式来负重。图17.3完美地演示了应该如何用头部支撑重量。这种做法在某些文化中普遍存在，而且人们不会出现：

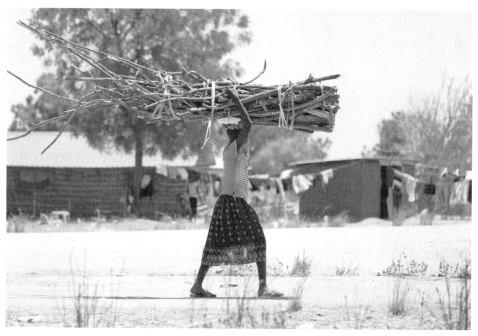

图 17.3

- 膝盖骨抬高。
- 胸部抬高。
- 肩胛骨后拉。
- 臀部或髋部收缩。

协调身体并不需要以上动作，这些动作只会妨碍身体的平衡与协调，导致重量转移，对椎间盘、椎骨和所有关节造成过大压力。

相反，这些成员保持着头颈平衡，颈背没有任何过度收缩的迹象。额外的重量通过骨骼和深层姿势肌直接传输到双脚，不会过度激活浅表肌肉。

你知道自己的头部有多重吗？

答案是 4.5~5 千克！

试着掂量一下一袋 4~5 千克的土豆有多重。

试着把袋子放在头上（如果颈部不太好，想象一下就行），请让身体感受这个重量。如果我们的身体协调性很好的话，就能轻松、舒展地支撑起这个重量；如果协调性很差的话，就会造成挤压。

相关建议认为我们应该循序渐进地协调自己，先调整身体远端部分，然后逐步向近端调整，这种建议与如何轻松获得协调正好相反。按照亚历山大技巧的定义，我们应努力协调中轴来获得全身的自由，而中轴的协调是由头颈平衡、脊柱长度以及躯干的舒展所决定的。

协调首先是一种全面神经行为

逐步改变整体姿态（从膝盖、脚、肩膀、颈部开始等）是上述建议的共同特点。但我们必须要问，究竟应该如何理解这些指令呢？所有瑜伽老师或体育教练都清楚，即使是最简单的指令，也会出现不同的解读。例如，当瑜伽老师要求学员"将手臂平行于地面时"，学员们会做出五花八门的姿势，但每个学员都认为自己准确地遵循了老师的指示。

不论这些建议的准确性如何，问题依然存在：身体各部位获得纠正和组织之后，就能自动生成平衡站姿吗？

亚历山大技巧和神经学都会用明确的"否"来回答这个问题，因为协调主要是一种全身 / 整体性的神经行为。神经系统总是会把动作和姿势作为一个整体来处理。梅布尔·埃尔斯沃斯·托德（Mabel Elsworth Todd）曾说："每当我们忽略整体模式，强迫任何部位进入一种新姿势时，身体的自动平衡就会受到干扰。"[8]或者如亚历山大所述，这样我们只能创造间接条件来制造平衡的体式和姿势，而首要步骤永远是消除干扰。

消除干扰对我们很有帮助，其中最关键的干扰是我们对站直的理解。"站直，肩膀后拉，收进骨盆，上提膝盖，收紧腿部和臀部，收腹……"这些是十分常见的直立指示，不仅应用于山式，也常见于一般体式。我们可能会有意识地按照这些指示去做，但其实这种尝试往往是无意识的，因为我们已经忘记了最初的指示或冲动，仅是将这些指示嵌入当前的姿势和动作模式中。

芭蕾、武术和体操等许多训练都有自己的站立"还原"姿势。与其他更困难的体式、姿态或动作相比，这个还原姿势看似简单，并不需要太多的意识和技巧就能做到。但是，在这些训练的每一个后续动作中，整体协调都会受到还原姿势的影响。因此，要想轻松、安全地练习其余动作，就需要培养健康、协调的还原姿势。当人们处于还原姿势时经常过度运用浅表肌肉，尤其是下背部的伸肌，导致颈部、背部、腿部和足部的肌肉组织收缩。

罗伯特·弗罗斯特（Robert Frost）的诗歌《锦帐》（*The Silken Tent*）描述了一种安静、舒适而平衡的力量，这正是我们需要培养出的力量。当然，说起来容易做起来难——大多数人早已养成了不协调的习惯。因此，放松的姿势，即有效的协调，很可能会让我们感觉不舒服。许多人需要参加一对一的亚历山大技巧课才能实现真正放松和平衡。

《锦帐》*

夏风和煦，那是亭午时光，
　她似在野外的锦缎篷帐。
露水已干，条条牵索舒张，
——帐篷在支索间轻轻悠晃，
　在其中央有根雪松支撑。
尖尖的顶端直指向天庭——
　掬示着坚定自信的魂灵，
似乎并不仰仗任一牵绳，
紧紧掌控——但却不倚不靠。
凭借爱与思的无数丝缕——
　将周边万物宽松地扎牢。
唯有人进出时绷紧稍稍——
夏季里的风儿多变反复，
　感受得出极轻微的羁束。

* 译文摘自网络，参见：http://blog.sina.com.cn/s/blog_5dd13d720102wu6m.html。——编者注

丢掉僵硬，获得平衡

　　如前所述，我们有两种骨骼肌：姿势肌和运动肌。在山式这类的姿势中，我们需要关闭运动肌，让姿势肌完成相应的工作。因此，我们不能"让胳膊和腿部保持僵硬"，也没有必要"后拉肩膀，或是收缩背部"。这些指示只会让我们激活直立姿势并不需要的运动肌。一旦这些浅层运动肌被打开，人体结构就会变得更加扭曲。

　　我建议，让山式成为我们的日常站立姿势，成为各种姿势动作的还原式。因此，我们要特别注意识别并消除日常站立时的僵硬习惯。

第18章　地面伸展运动

通常，我在练习一些仰卧体式之前，会先以亚历山大技巧中的半仰卧屈膝式作为起始姿势。在这个姿势中，我们有机会注意到任何细微的肌肉紧缩，并消除肌肉中任何过度的紧绷或不平衡。躺着时，我会尽力让全身得到广泛释放，以建立有效的运动系统。本章将提及其中部分体式，这些体式在后面章节中也会有专门介绍。这些体式可能看起来很简单，但是如果要安全、有效地进行，我们需要注意以下事宜：

- 让全身获得协调是我们的主要目的。人们在练习这些体式时，会由于屏住呼吸或使劲挺胸而造成不同部位的紧绷，比如肩颈、下巴或肋骨。人们为了抬腿而绷紧颈部很常见，颈部长久僵硬的人甚至是用颈部的肌肉来支撑他们的腿部的。
- 避免过度松弛。身体过度松弛的人的关节相对活动范围更广，因此必须进行能增强力量和稳定性的体式。
- 区分肌肉的拉伸感和神经刺激感非常重要。患有坐骨神经痛（贯穿臀部和腿部后方的坐骨神经受到刺激或压力而引起的疼痛）的人，尤其要留意。涉及腘绳肌的运动中，最容易发生坐骨神经痛和撞击。
- 髋关节有问题的人应避免任何会刺激髋关节的运动，并注意在进行相关体式时将腿部从髋臼中释放出来。他们应该避免任何会导致腿缩入髋臼的体式，因为许多髋部有问题的人都有这种坏习惯。

●膝关节周围的韧带能够稳住容易受伤的关节。过度伸展这些韧带会引起不适甚至增加膝盖受伤的可能性，最好避免这种练习。

准备练习：抬腿

本节列出的体式全部以半仰卧屈膝式（图18.1）以及抬起一条或两条腿（图18.2）作为起始姿势。许多人会通过习惯性收紧颈部、背部和略微扭曲躯干来激活这个起始姿势，但这样会干扰他们的自由协调。我们需要发送亚历山大指令，立即克制住由抬腿意图触发的收缩颈背的冲动。最开始，人们会觉得没有这些收缩，就无法完成这些动作。为了防止背部收缩，人们常常会让腰部贴实地面，收紧腹部。这也许能在一定程度上防止背部收缩，但并不是我们所希望的在运动中培养的协调反应。在有关核心一章中讨论过，我们希望在运动模式中以反射的形式激活腹部。这个过程包括集中注意力、抓住动作前的关键时刻，并在那个时刻做出非常明确和有意识的选择来拒绝紧缩的冲动。

抬起一条腿时，将支撑腿往地面上压，能让躯干更加稳定。如果想把两条腿都抬起来，每次只抬起一条腿会相对容易些，以此通过两条腿的交替来支撑和稳定身体。

即便在老师的帮助下，仍然有人觉得这个准备动作难以完成。那么，把这一准备过程本身作为练习会很有帮助：我们可以把脚抬起来之后放在一个物体上或是把脚蹬在墙壁上，让骨盆和墙壁的距离适中，这样就能避免在抬起另外一条腿时发生任何紧绷（图18.3）。当我们习惯了在不紧绷的情形下抬起腿，就可以逐渐放低双腿继续练习。在将腿放回地面的过程中，请务必避免发生任何紧绷。

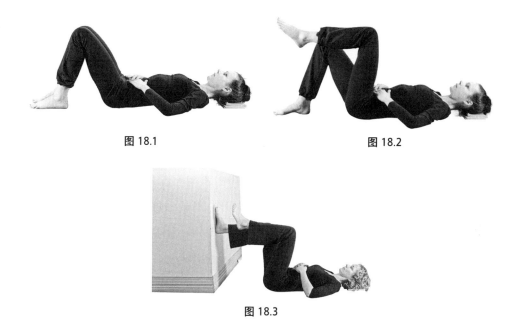

图 18.1 图 18.2

图 18.3

卧手抓脚趾腿伸展式

将拉力带套在一只脚的脚底后，再将腿举到空中（图 18.4）。

注意事项：

- 用拉力带支撑腿部时，请务必注意肩颈的任何细微动向。我们既不应后缩颈部，也不应让下巴压住喉咙。
- 我们不必完全拉直膝盖，更不应过度伸展。如前所述，不要过度拉伸支撑膝关节的

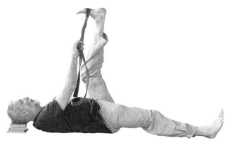

图 18.4 卧手抓脚趾腿伸展式

韧带，否则将导致膝关节不稳定，引发关节问题。牵拉感应出现在腘绳肌的中心处而非膝盖后面，所以膝盖需要足够弯曲，以避免膝盖周围的韧带受到牵拉；肌肉僵硬的人需要再弯曲一些。

- 当抬起腿从髋关节伸出时，需要略微外旋双腿（远离中线；图18.5）。大多数人会出现内旋（向内；图18.6），导致股骨卡进髋臼。

- 请让脚掌与天花板保持平行，仿佛站立于天花板上一样（图18.7）。很多患有足弓塌陷的人都会出现脚掌内翻（图18.8），这个动作也反映出他们平时在站立时所存在的问题。在这种情况下，试图让脚平行于天花板可能会剧烈拉伸小腿内侧的肌肉，这些肌肉需要达到足够长度才能起到支撑双脚的作用。做这个动作时要注意不要把整个腿部内旋，在保持该腿中立位的同时，尽量伸直脚即可。

- 如果这种拉伸会刺激到坐骨神经，就要尽量屈膝以避免发生这种刺激。其实屈膝仍然能够让肌肉获得伸展，但是如果我们还是做不到，就应避免这个体式。

- 确保髋关节为这个动作的屈曲点，避免腰椎拱起或被使劲向地面挤压。如果我们的身体非常柔韧，就更加要注意避免这种情况。尽量伸展地面上这条腿或将这条腿稍微蹬墙，以推进动作的进行。如果地面上这条腿不太舒服，也可以让它稍微弯曲。

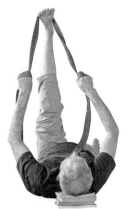 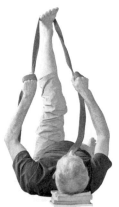 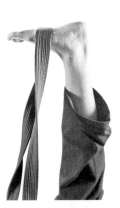 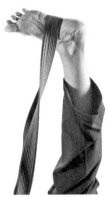

图18.5　　　　　图18.6　　　　　图18.7　　　　　图18.8

开髋仰卧伸展式：仰卧束角式

在每只脚的脚底套一条拉力带后，将双腿笔直伸向空中，再分开（图 18.9）。

注意事项：

- 确保腿部在髋臼处稍微外旋。
- 如果有髋关节问题，请咨询专业人士是否能进行这种外旋。如果出现任何疼痛，即表明髋关节可能受到了进一步损伤。
- 如果练习者柔韧度很好，则应忽略增加柔韧度，而应练习一种能增强力量的体式（见下一小节）。

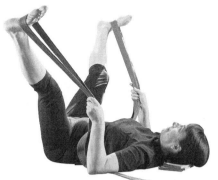

图 18.9　开髋仰卧伸展式

- 这个体式的一种变体是将骨盆靠近墙壁，双腿分开，用墙壁支撑双腿。

仰卧侧拉腿式

将拉力带套在右脚底部，抬起右脚的同时保持左脚着地，然后将右腿以约 45°角穿过躯干向左转（图 18.10）。

注意事项：

- 上个体式的注意事项同样适用于本体式。
- 使骨盆平放于地面上，不要旋转骨盆。
- 腿部伸展的位置因人而异，请务必避免拉伸膝盖韧带，要区分肌肉拉伸和神经拉伸。
- 如果这种体式会加重下背痛或髋部疼痛，就应避免这种体式（此警告适用于所有体式）。

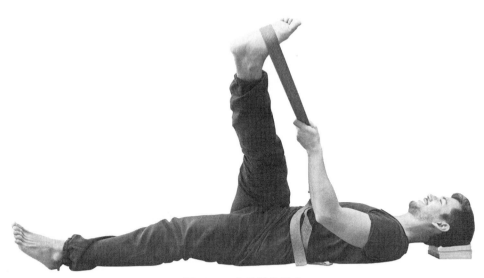

图 18.10　仰卧侧拉腿式

力量强化体式

许多体式都要求在不做手臂支撑的情况下抬腿。如果根据我们自身的力量和柔韧度进行适当选择，这些体式会反射性地激活和加强姿势肌。对有的人来说，这些体式并不难。但是，如果姿势肌不够强壮或者缺乏支撑腿部重量所需的协调性，我们则可能会以牺牲躯干完整性为代价来抬起腿部，特别是通过绷紧肩颈和内凹下背部来实现。在专心进行这些体式练习时，我们可以训练自身的运动系统，捕捉并克制由肌肉过度活动出现的紧绷和不协调。我们要学会让颈部保持轻松，运用亚历山大指令来让自己协调，强化肌肉锻炼的同时，再把它带到我们的日常生活中。颈部僵硬疼痛的人通常在任何需要额外力量的活动中都会收紧颈部，哪怕仅仅是努力思考。这一点在第 4 章著名的《思想者》雕像中便有所体现。

在没有拉力带支撑的情况下抬起腿时，躯干和颈部的肌肉会被激活以支撑腿部，维持躯干的整体性。我们需要在平衡中进行这种激活（常常发生在颈部或下背部）。如果无法在不干扰起始控制的情况下轻松传递这种激活，就要避免练习这些体式，或者需要对这些体式进行调整，比如让腿更弯曲等。

单腿抬举

做好半仰卧屈膝式后，按照注意事项所描述的方式抬起一条腿。然后，将这条腿保持适当的伸直状态，稍微弯曲也可以。接着，慢慢地将腿放下（图 18.11 和图 18.12）。把腿尽量放低，但务必要避免颈部出现过度紧绷，也不要让下背部抬离地面；躯干的所有姿势肌必须协同合作，以支撑腿的重量。如果抬起腿能够在没有过度张力的情况下到达地面上方，将它悬停在这个位置，做一次深呼吸，然后再次抬腿。每条腿重复三四次已足够，不要重复太多次，否则会感到疲劳和不协调。

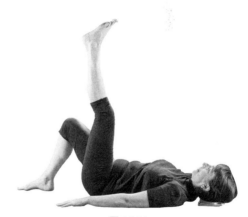

图 18.11

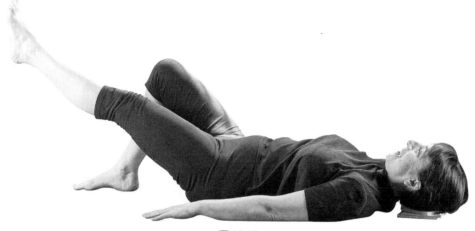

图 18.12

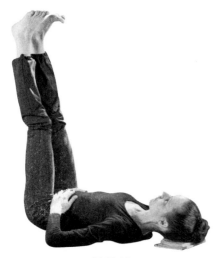

图 18.13

双腿抬举

这个体式与单腿抬举类似，只不过是两条腿同时进行。

警告：大多数人做该体式时都会严重干扰自身的协调性。事实上，在普通瑜伽课上进行这种体式是非常危险的。

双腿开合

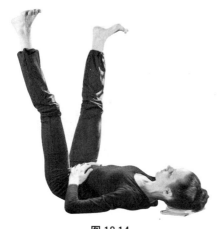

图 18.14

这种中等强度的力量强化体式不太适合腰痛患者。保持颈部放松，双膝慢慢伸向空中后将其伸直，接着慢慢进行双腿开合动作，多做几次。重复练习的次数要足够多，才能在不紧缩颈部的情况下保持躯干的适当协调（图 18.13、图 18.14 和图 18.15）。结束时，请弯曲双膝，将脚掌

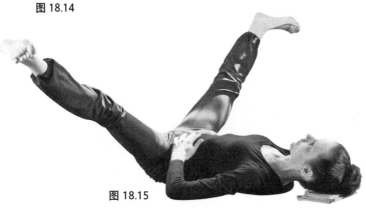

图 18.15

放在地面上，务必牢记在整个动作中都需要保持颈部放松。

双臂举过头顶

- 在半仰卧屈膝式的基础上，保持颈部放松，将双臂举向空中。
- 尽量将双臂朝身后的地面方向伸展。
- 在自身柔韧度允许的范围内，保持整个躯干的长度和舒张度，肩部同时保持适度舒展（图 18.16）。
- 确保双臂是连接亚历山大指令和躯干整体积极扩张的一部分。

评论：

- 在这个体式中，人们常常会过度拉伸自己的身体，导致胸腔收紧与前移，腰部凹陷。
- 这个体式显示了双臂与肩胛带的真实活动范围。在这个体式中感到受限的人（将手臂从地面上收回时）很可能在站姿举起双臂时存在一定问题，比如挺胸、收缩腰椎和背部。对于他们来说，以完全相同的协调方式练习站姿会很有帮助，请确保双臂舒展是躯干整体延长和拓宽的一部分。

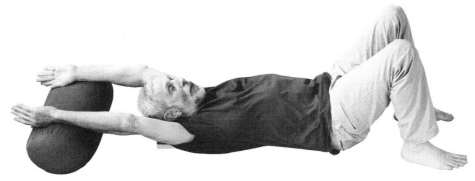

图 18.16

手臂侧弯

- 将手臂以大约 90° 的手肘角度从躯干伸出，同时于肩关节（盂肱关节）处外展。

- 将手臂朝地面上落的同时弯曲肘部。大部分人都不会感到困难，但是由于身体柔韧度的不同，部分人会无法同时将两只手或一只手放到地面上。若出现这种情况，应该在手臂底下垫一些支撑物，而非强行下压自己的手臂（图 18.17）。

- 继续发送舒展整个躯干和手臂的指令，指导肘部远离肩部，以增加肩关节的空间。

- 如果受到限制，请注意这种限制是如何影响手臂和躯干的。不要运用肌肉，只需通过这条僵硬的动作线传递扩展意图。

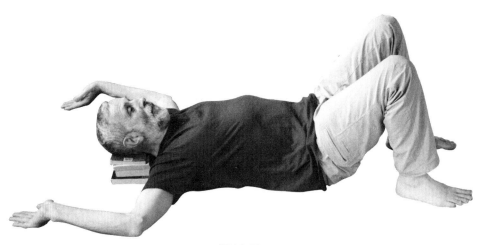

图 18.17

第 19 章 猴式与蹲姿

亚历山大老师指导学员进行习惯再培养时，会在椅子上交替站坐的过程中，让学员准备好进入亚历山大技巧所谓的"具有机械优势的位置"，又称猴式。这会让人们在向下弯腰的过程中保持躯干的延展性，既不让脊柱拱起，也不使其过度拉长。

人们往往习惯于以脊柱的某一处作为屈曲点来弯腰，如果这一屈曲点持续地受到这样的牵拉，这个习惯就会越来越固化，也会逐渐积累。持续地弯曲脊柱上的某一点，就像来回弯曲一根金属丝，最终会超出金属丝的承受力。我们将在有关前屈体式的章节中详细讨论相关内容。

与椎骨间的各个关节不同，我们的髋关节活动范围很大，非常适合作为屈曲点。练习猴式会让我们学会避免通过脊柱弯腰。如果练习得当，这个体式会让脊柱更具延展性和柔韧度。

斯图尔特·麦吉尔进行了一项研究，测量了受试者在类似猴式姿势时的腰部肌肉状况，并对比了受试者脊柱完全弯曲时的肌肉状况。结果发现，受试者在猴式姿势下腰部受压更少。[1]

在亚历山大技巧课程中，培养学员以这种方式进行有效屈体十分常见。

看到猴式的照片（图 19.1 和图 19.2）可能会让人觉得这个体式做起来很容易。但根据我的经验而言，许多人起初并不能做出这种简单的体式。他们要么会拱起脊柱，要么会过度伸展脊柱。此外，人们往往会将重心前移到双脚内侧，致使他们不得不过度运用腿部、臀部、髋部和背部肌肉来保持平衡。我们希望让猴式作为日常活动的一部分，但是大多数人都需要重新学习这个体式。

当我们准确无误地进行这个体式时，会激活一种肌肉相互平衡的拮抗模式，使贯穿全身的肌肉组织和结缔组织产生牵拉。在这种体式下，我们能够使躯干脱离习惯性的收缩或塌陷，激活背部的扩张力，释放浮肋压力，并打开呼吸通道。我们要确保通过腿部直接支撑体重，避免通过下背部、髋部或腿部的收缩来支撑。整个下半身要以最低能耗完成这个体式。

图 19.1 和图 19.2 中展示的猴式是一种练习，脱离了实际生活。但是图 19.3 展示了该体式在日常生活中的用途。图 19.3 和图 19.4 显示了我们在做需要向前屈曲的动作时，两种不同的选择会影响我们的轻松程度 —— 无论是需要深度弯曲的动作，还是像备餐这种轻微弯曲的动作。

图 19.3 中的妇女主要采用的是髋关节前屈，同时保持自身脊柱的长度和躯干舒展。相比之下，图 19.4 中这名男性的脊柱发生了严重弯曲，躯干受到了挤压。

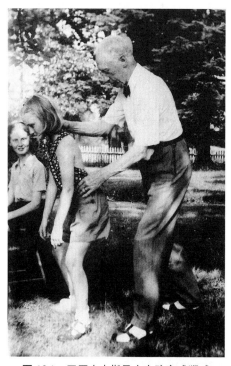

图 19.1　亚历山大指导小女孩完成猴式

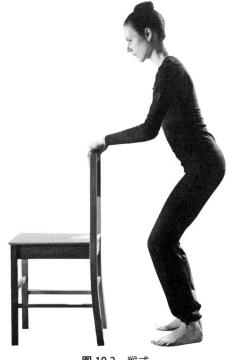

图 19.2　猴式

我们也许有过这样的经历：当弯腰从地面上捡点什么小东西或系鞋带时，突然感觉背部一阵剧烈疼痛，接着便动弹不得，并在之后持续感到疼痛。在一些更严重的病例中，疼痛是由椎体终板的骨折引起的，因此病患本人可能会听到一个断裂声，但是扫描或 X 射线检查却不会显示任何结果。

其他引发疼痛的潜在原因包括：椎间盘破裂或损伤，或者脊柱神经突然受压而引起的触电感。不管是什么原因，背部肌肉会发生痉挛以保护脊柱，病患会感到疼痛并在一段时间内行动受限。我们可以把这次弯腰视为"最后一根稻草"——由于多年自我运用不当，最终导致机体损伤。在某些情况下，这种疼痛和痉挛可能会成为一种持续的慢性疾病，也许能在一段时间内得到改善，但会间歇性复发。抬举重物时如果姿势不当，背部便会立即受伤。

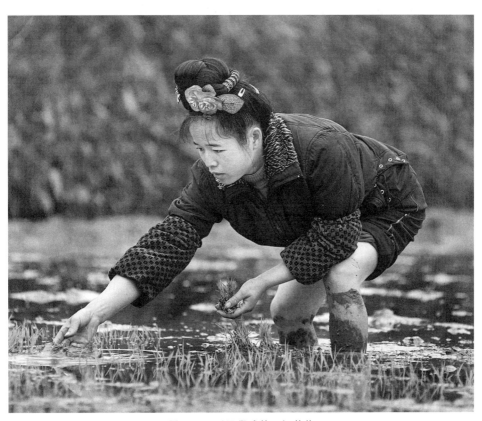

图 19.3　采用猴式的田间劳作

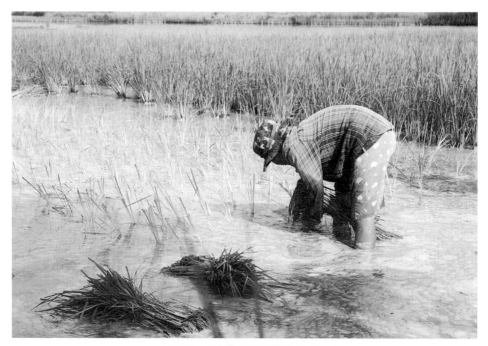

图 19.4　伤害背部的劳作方式

如果本来就处于自我运用不良的状态，举起重物就很容易损伤背部。举重运动员通常采用的是"脊柱中立位"举重。脊柱中立位是指每个关节都保持在一个最佳位置，使力量均匀分布在脊柱上。这能使脊柱和骨盆置于屈伸极限之间的安全中点。

在我的瑜伽课上，猴式是屈体训练的基本体式（图 19.5）：

1. 站在椅背后面。
2. 运用亚历山大指令，实现轻松的直立平衡，双脚分开，稍微外翻。使用镜子以确保自己的直立姿势没有出现后仰。
3. 继续引导颈部放松，引导头部向前、向上，保持背部舒展，同时将膝盖慢慢向前推，直到位于脚掌中心点的上方，注意不要向下压腿。
4. 轻轻抓住椅背。

5. 慢慢将椅子向前倾斜，同时继续拉长躯干。

6. 继续前移，并确保头部引导整个动作。髋关节向前转动时，将椅子进一步向前倾斜。

7. 继续前移，直到我们的上下半身互相呈直角，或者直到腘绳肌绷紧时，使骨盆停止进一步向前移动。利用镜子或老师的反馈，确保自己没有过度收缩或扭曲脊柱（图 19.5）。

8. 在保持协调性的状态下，在这个姿势上停留 10~20 次呼吸的时间；继续发送指令，觉察任何细微的紧绷，并一边舒展自己一边释放这些紧绷。

9. 重新发送指令，在返回直立姿势的过程中将椅子轻轻拉回原位。很多人在这个过程中会矫枉过正，所以请务必避免过度拉伸。

　　有的人发现，自己做前屈时并没有使用骨盆作为旋转轴，而是将躯干的某个点作为屈曲点。这种状况的原因有三个：第一，虽然身体具备一定柔韧度，但

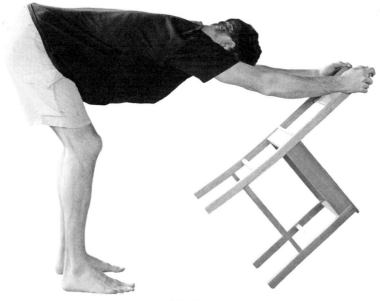

图 19.5

人的大脑皮层中没有运动通路来实现这一点。许多人觉得膝盖前屈和骨盆前屈是相互矛盾的动作，因为当骨盆向前旋转时，会自动伸直双腿；或者屈膝时，会导致骨盆后旋。第二，错误的感官意识是潜在障碍，人们会误以为自己的实际动作和想象中的动作是一致的。第三，腘绳肌的紧绷也是一种潜在原因，即使人们屈膝，腘绳肌的拉力也会阻止骨盆进一步向前旋转。

在下面的章节中，我们将把猴式作为蹲姿的起始姿势。

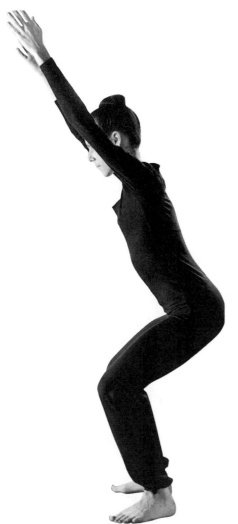

图 19.6　幻椅式

幻椅式

以上原则也适用于幻椅式（图 19.6），只是幻椅式不会用到椅子，身体也不会前倾得太远；腰椎收缩及腰部过度前凸是这个体式的常见错误，躯干需要完全展开。

常常有人在这个体式中双腿僵硬，因此请注意舒展和放松双腿。躯干前倾和屈膝时，请让腿部肌肉获得拉伸。腘绳肌和股四头肌都应得到伸展，同时支撑着倾斜的身体。

同样，由于脊柱曲线或多或少延长了，躯干的肌肉也能得到延长——肌肉变长时，就会像腿一样更加有力地支撑躯干。同时，需要肌肉保持弹性。

头部的重量在进一步前移时，需要颈部肌肉增强张力来支撑头部。再次强调，我们需要在这些额外动作中保持自由和弹性。

蹲　姿

盖伦·克兰茨（Galen Cranz）在著作《椅子》（*The Chair*）中讲述了下面这个故事：

1852 年，一名在印度工作的英国殖民者表达了自己对当地工人的不满，因为铁匠、木匠和石匠都蹲着干活。他怒气冲天地抱怨道："他们蹲着干活，下巴都快低到膝盖了。"他认为，这种姿势表明工人都很"懒散和低效……英国人尤其看不惯"。雇用工人来干活的包工头更是气愤。

他禁止工人们用这种姿势干活，但工人们无视他的禁令。于是，他把工人们干活要用的铁砧拴在了桌子上，逼着他们站着干活。但是不到一两天，工人们就改为蹲在凳子上使用铁砧干活。在这一点，殖民者不得不猜想，工人们无法站着干活，是因为他们的"下肢肌肉力量不足"，他认为这是由他们从不使用椅子造成的。[2]

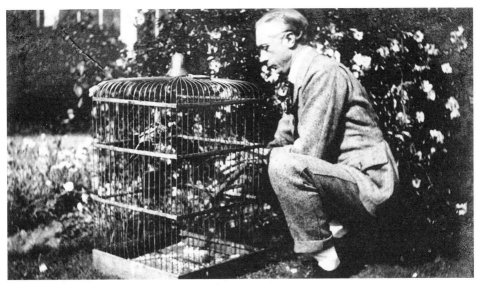

图 19.7　弗雷德里克·马赛厄斯·亚历山大

髋关节或称髋臼关节，是一种球窝关节，包含股骨头（球）和骨盆的髋臼（窝）（图 19.8 和图 19.9）。它的主要功能是在静止和运动中支撑身体的重量。体重通过髋关节由骨盆连接到股骨、腿部和脚。骨盆有一个最佳的角度来传递躯干的重量，与髋关节的设计相辅相成。实际上，所有的承重关节都是这样的。

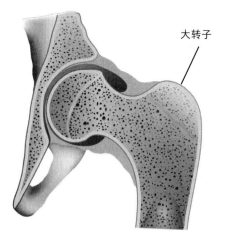

图 19.8　左髋关节

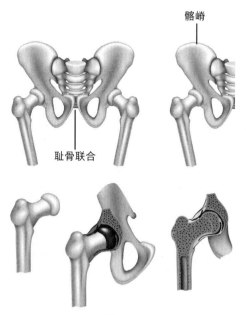

图 19.9

髋关节也是我们前屈时需要用到的主要关节。比如在瑜伽的加强背部伸展式中，如果没有在适当的范围内运用这个关节，我们就会不当地屈曲脊柱，压迫到骶髂关节、椎骨小关节和椎间盘。事实上，即使不练习瑜伽，很多人也会在日常生活中无数次做出这些不当姿势，比如弯腰等。

人们常常搞不清髋部和髋关节这两个术语。如果让人们指出髋关节的位置，常常会得到各种各样的回答。有的人会指向他们的髂嵴上缘，有的人会指向他们的大转子，还有的人则会指向骨盆的大致方向。当瑜伽老师或体育老师让人们以髋关节为轴向下弯腰时，人们的理解也很不一样。为了能有效地运用这个关节，我们必须清楚地知道髋关节的确切位置。

隔着肌肉和结缔组织是无法摸到髋关节的。将手放在耻骨联合上，我们能够感受到这些关节的宽度和位置，因为耻骨联合在两个关节之间。如图 19.8 和图 19.9 所示，骨盆是一个非常深的关节。在图 19.10 中，食指所在的位置是体表距离髋关节最近的地方。

在人类史前 99.9% 的时间里，蹲姿已经普遍存在，这个姿势是由髋关节主导实现的（图 19.11 和图 19.12）。与猴式类似，蹲姿能让腿部和躯干肌肉得到延展。蹲姿是人类自古以来就在运用的一种姿势。幼儿在开始学走路时，总是不断地站起来又蹲下去（图 19.11），但是在这个现代化的世界中，人们很快就不再应用这种蹲姿。大多数人坐了一辈子椅子和现代马桶之后，已经无法适应蹲姿或从蹲姿中获得某种舒适感。

相比之下，在保留了蹲姿习惯的文化中，人们能够在蹲着时将脚后跟牢牢踩在地上。在这个过程中他们能够激活足弓，使膝盖外展（偏离中线）、躯干和脊柱变长。我们也知道，在这种文化中，髋关节和背部骨关节炎的病例相对较少。

数百万年来，人类的祖先每天都在运用这种姿势。那么，如果人们从不锻炼这种对柔韧度有很大帮助的姿势，究竟会对自身产生什么样的影响呢？我认为，这会对姿势、运动和健康产生非常深远的不良影响。我们坐在椅子上时，要么会出现头部前伸，造成驼背；要么则是骨盆倾斜，致使重量移向骶骨，这都会导致整个躯干塌陷。在"坐

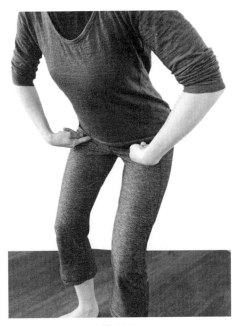

图 19.10

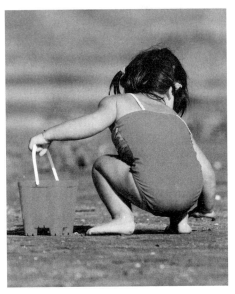

图 19.11

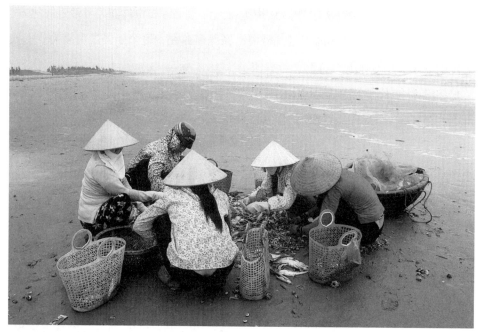

图 19.12

直"这个调整动作中,类似现象也十分常见,人们常常过度运用伸肌(尤其是腰部伸肌)来保持挺直。此时,他们的双腿僵直而内收(双腿靠拢),将腿紧缩进髋关节中,或是一条腿(总是同一条腿)紧紧地交叉在另一条腿上(二郎腿)。

身体的这种扭曲会给大多数关节、肌肉和器官带来压力,引发一系列症状,包括颈背疼痛、头痛、重复性劳损(RSI)、膝关节疼痛和髋部问题。这种扭曲还会限制我们的呼吸,并对内部器官造成压力。

恢复我们下蹲的能力

在经典瑜伽教材中,蹲姿并没有被包含在内。因为在古代,蹲姿是一种十分常见的姿势,以至于完全没有必要去专门训练或培养。然而,我们大多数现代人都需要努力练习,才能重建这种脚后跟能够贴在地面上的蹲姿。在这个过程中,我们需要保持轻微拉长的脊柱曲线,放松肩颈和背部,膝盖外翻,以使脚掌维持健康的足弓状态。

　　尝试这种体式的现代人常常无法脚跟着地，即便可以，也会出现膝盖向内塌陷，进而导致足弓塌陷（图 19.16）。此外，能够保持脚跟与地面接触的少数人，也会不自觉地用力拱起背部，以避免向后跌倒。

　　要重新获得健康的蹲姿，只释放一块肌肉或一组肌肉并不够。有些人踝关节会受到明显限制，另一些人的小腿肌肉或髋部肌肉则会受到明显的限制，但事实上这都属于全身限制。一些身体相当柔软的人发现自己无法像整体肌肉更硬朗的人那样蹲得那么深、那么舒服，其实关键在于如何在这个姿势中协调全身。蹲姿对人体柔韧度要求并不高，这种协调的柔韧度是能够逐渐被培养出来的。

培养蹲姿的方法：

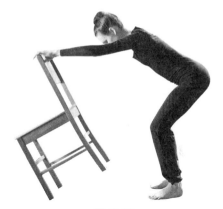

- 如前所述，进入猴式之后，将椅子前倾，以髋关节为轴前倾和延展上身，注意拉长整个躯干。
- 继续让手接触椅子，随着身体的前倾将手慢慢滑到椅面边缘；继续拉长躯干的同时往下蹲。保持

图 19.13

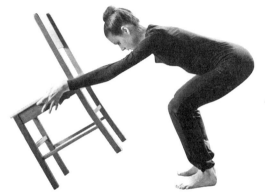

图 19.14

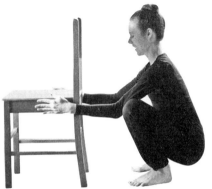

图 19.15

脚跟着地，膝盖指向脚心（图 19.13、图 19.14 和图 19.15）。

- 注意：在这种瑜伽体式或任何其他练习中，都不应该感到膝盖紧张或疼痛。如果感觉自己有可能拉伤膝盖，就尽量微调姿势，直到感觉舒适。我们会渐渐发现自己能够在不损害膝盖的情况下将动作做得更到位。

- 腿已经达到完全弯曲状态时，如果练习者身体够柔韧，请将骨盆下坐至地面，实现更深程度下蹲。如果练习者必须要拱起背才能做到，就继续前倾，以培养更高的柔韧度。

- 如果练习者完全做不到，可以在脚跟处放一些支撑物，比如一块楔形物或一本书，避免摔倒或全身扭曲。

- 进行这项练习的另一种方式是做支撑下蹲，即蹲下时抓住门把手或桌子等重物，以免向后摔倒。

蹲姿的好处

如果练习者在猴式与蹲姿中都能保持良好协调，就会逐渐打开全身。随着背部肌肉的释放，背部塌陷或过度收缩的趋势将逐渐减少。而当背部开始舒展之后，其结构组织和肌肉的质量就会发生变化，肋骨也能随着呼吸自由移动。浮肋的运动增加之后，横膈膜也就不再受限，能根据呼吸的需要轻松地移动，腹部器官的压力也会随之减小。

此外，蹲着时，髋关节会得到全方位锻炼，使我们更容易保持自然足弓状态。只要膝盖位于脚心上方并沿着脚尖的方向延伸，膝关节就会以合理的方式进行移动。髋关节旋肌和腿部肌肉的不平衡（图 19.16）会使人容易错误地跟随膝盖运动，致使双脚塌陷或过度收缩；如果膝盖指向脚尖，这种不平衡便能获得纠正（图 19.17）。

有必要在此指出，由于身体结构的原因，部分人是不可能完全培养出下蹲能力的。幼儿的身体非常具有可塑性，他们的骨骼是在运动中发育的。我们大多数人从很小的时候起，就失去了运用蹲姿的机会，所以诸如髋关节等部位没能在锻

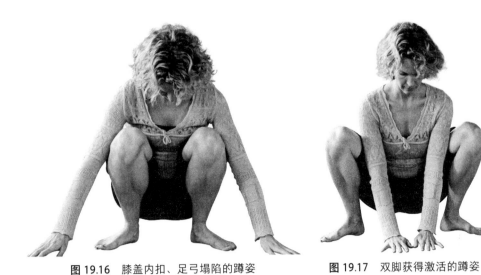

图 19.16　膝盖内扣、足弓塌陷的蹲姿　　　图 19.17　双脚获得激活的蹲姿

炼中获得良好发育，难以轻松支撑起蹲姿。可以再回顾第 10 章中所示关节的极
端变化范围（图 10.1A—图 10.2F）。

将蹲姿融入我们的日常生活

　　让蹲姿融入日常生活的办法很多，用蹲厕代替马桶便是其中之一。理想情况
下，其实我们不需要特别训练蹲姿，毕竟在日常生活中有很多机会能培养它。

第 20 章　站立体式

本章列出的战士体式和其他站立体式都是动态强化体式。这些体式能使人在保持躯干舒张的同时，有力地强化腿部力量。若能多花些时间练习这类体式，我们的力量、耐力和平衡也将逐渐得到很大改善。

请务必避免为了维持住某种姿势而绷紧颈部或干扰自身协调。身体过度松弛的人若能做好这类体式，就能更恰当地运用肌肉，改变塌陷的习惯。练习这类体式时，如果没有保持细微的觉察，会加剧下背部过度内凹的习惯。

若能有效练习这类站立体式中的各种弓步，将对膝关节的力量和稳定性的培养非常有帮助。但若练习不当，则会适得其反，让膝关节承受过度压力。为了保护膝盖，获得最佳协调，我们必须避免前腿和双足塌陷，而应该让来自脚底的力量直接上升到骨盆，为全身提供基础支撑。

在这些体式的基础上举起手臂时，请注意肩部的活动范围。请参考第 18 章相关内容（仰卧时手臂举过头顶的活动范围，参见图 18.16）。

战士一式（图 20.1）

1. 轻松站立在垫子前面。微微往前放松右膝，让躯干以髋关节为屈曲点略微前倾。

2. 保持颈部放松，头部向前、向上释放；保持躯干舒展，右腿向后迈一步；右脚脚跟离地，前脚掌向前，脚趾与地面接触，尽量让右腿呈一条直线。

3. 左脚微微向外侧倾斜，弯曲左腿，让膝盖顺着左脚方向延伸；如果练习者身体足够柔韧，在保持协调性的前提下，可以让膝盖弯曲呈直角。请注意：膝盖应处于脚踝正上方，务必确保整个支撑来自脚底，绝不能将体重下沉到腿部，对膝关节造成压力。

4. 引导颈部放松，头部向前、向上释放，确保整个躯干在不收缩腰部的前提下获得舒展。

5. 保持躯干长度的同时将双臂举向空中，应运用肩关节的柔韧度来完成动作，务必避免拱背（图 20.2）。

6. 释放肩颈及躯干多余的紧张与僵硬，将后脚向后拉，与前膝的弯曲保持平衡，同时使后脚脚跟远离地面。

7. 练习者唯有做到充分而舒适地拉长脊柱并舒展整个躯干，才能后弯。

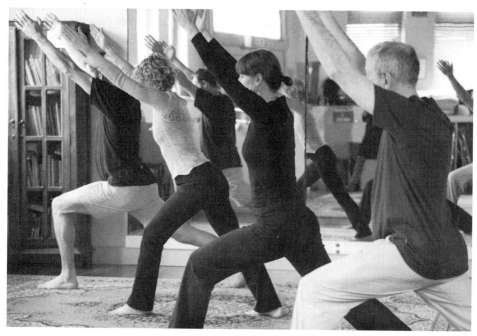

图 20.1　战士一式

向后弯曲时避免以腰部作为起点，而应以头部为起点，并使上背部延展。腰椎区域不应出现压迫感（图 20.3）。

评论：

- 我刚开始练习这个体式时，后脚侧倾了约 90°。通过旋转骨盆，才重新让后脚朝前。姿势不当会给后膝造成压力，大多数人很难摆正骨盆或者保持其两侧的角度完全相同，这种不对称会加剧习惯性扭曲。

- 很多人练习时会使腰椎处于不当的伸展或收缩状态（图 20.4）。腰椎区域若出现不适或压迫感，即表明该区域被过度使用。

- 对于腰部本身就有凹陷情况的练习者，请尽量让身体以髋部为屈曲点略微前倾（参见图 20.1 中左边第二个人），这样会有助于前脚脚底产生积极向上的支撑力，从而将能量输送到骨盆和腰部。

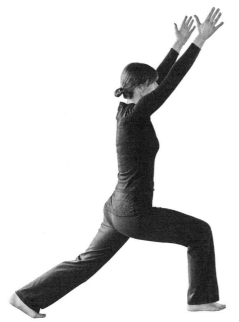 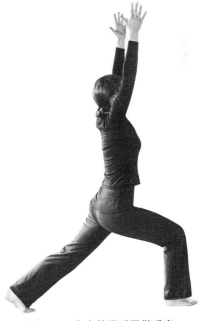

图 20.2　当保持整个躯干的长度后再尽可能地举起手臂　　　图 20.3　完全扩张后再做后弯

- 踝关节不稳定的人可能会发现，后脚对准前方时很难让身体维持平衡。因此建议通过单手扶墙或扶椅来实现平衡。

- 确保膝盖位于脚心上方，因为人们常常会出现前膝内扣，导致股骨卡入髋臼（图20.5和图20.6）；但是，如果将膝盖朝脚的方向延伸时，出现前脚不稳（向外滚动），则需要在膝盖的方向和双足与地面的接触之间找到平衡。

- 使腿部保持活跃状态非常重要。过度柔韧的人往往会使身体陷入骨盆里，于是靠韧带支撑身体。专注于前脚下方支撑骨盆的能量流，确保腰部处于扩张状态。支撑身体的应是肌肉而不是韧带。

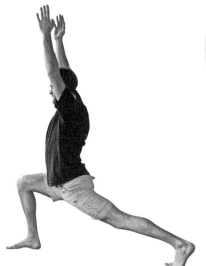 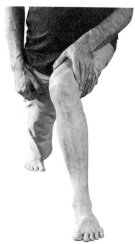 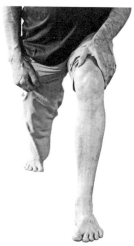

图20.4　腰部过度收紧　　图20.5　膝盖和足部塌陷　　图20.6　将膝盖维持在脚心上方能保持足弓自然状态

战士三式（图20.7）

1. 进入战士一式。

2. 弯曲前腿，身体前倾并停留在大腿上方。

3. 伸直前腿的同时抬起后腿。

4. 请保持骨盆呈水平状态。若练习者柔韧度良好，可让后腿抬至与地面
平行；若练习者柔韧度不足，尽量抬腿即可，避免扭曲骨盆。

5. 在这个体式中保持几次匀速呼吸。

6. 弯曲前腿，慢慢放下后腿，回到战士一式。

变式 / 准备：

1. 站在墙壁前，以髋部为轴向前屈体，直到双手支撑在墙壁上。

2. 以髋关节为轴前倾身体，如果柔韧度不错，请在拉长躯干的同时尽量呈
直角；如果柔韧度不足，则只需在保持背部长度的同时尽可能前屈。

3. 向后抬起一条腿，尽可能向后拉，同时保持骨盆呈水平状态。

评论：

- 我们的平衡受到挑战时，就容易出现紧绷，比如颈部紧缩、屏住呼吸

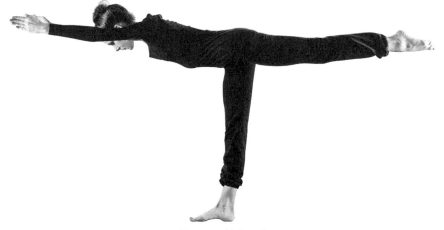

图 20.7　战士三式

及全身紧缩等。因此，请务必保持觉察，及时捕捉并克制住任何紧绷的迹象。在亚历山大指令的帮助下，继续保持身体舒张，对抗紧缩的习惯。

- 不要扭曲躯干。若无法抬起后腿，平时可以进行一些拉伸股四头肌和髋部屈肌的练习。
- 避免过度拉伸下背部。

战士二式

1. 轻松站立在垫子前面，分开双腿。
2. 以髋关节为起点，将右腿向外转 45°~90°（角度取决于练习者髋部的柔韧度）。
3. 左腿稍微内旋，具体角度因人而异，原则是确保足弓不会塌陷。左腿需处于恰当位置，不要让左膝承受压力，注意始终保持脚下的支撑。
4. 弯曲右腿，同时使膝盖朝右脚尖延伸。大腿尽量平行于地面，但膝盖的弯曲不要超过 90°。此时正是该体式最容易出问题的时候——我们必须确保右膝弯曲到右脚上方时，不会出现足弓塌陷或躯干扭曲。因此我们可能需要前移右脚或左髋，右脚需要适当倾斜，才能适应腿部的弯曲和膝盖移动的方向。
5. 回到亚历山大指令中，进行整体协调，双臂先向上伸出，再向两侧伸展。
6. 激活双腿，左右腿都以髋关节为起点外旋，呈相反的方向。即旋转右腿使右膝移向脚心上方，旋转左腿使脚掌外侧压实地面，同时保持足弓状态。
7. 旋转头部向右臂看齐，切记不要强行旋转头部，务必保持放松；旋转时，确保肩颈和背部处于轻松对齐状态。

评论：

- 伸出手臂时务必要确保躯干处于舒展状态。大多数人将手臂后拉太远，致使上背部变窄，颈部肌肉收紧。你可以想象自己在走钢丝，自然而然伸出双臂来保持平衡。如果将双臂后拉太远，就会摔倒。
- 举起双臂时，避免耸肩。
- 通过指令，让能量从脚底升起，一直贯穿到手臂、手腕、手掌和手指。这个动作主要来自体内的能量，而不是来自肌肉。
- 与所有站立体式一样，腰部过度凹陷的练习者务必避免这个倾向。

侧角伸展式

1. 进入战士二式（图 20.8 和图 20.9）。
2. 弯曲右膝时，将躯干向右侧弯曲，同时抬起左臂。此时，能量会顺着后脚外侧、腿部、身体侧面和手臂呈一条线向外延展，身体下侧也应

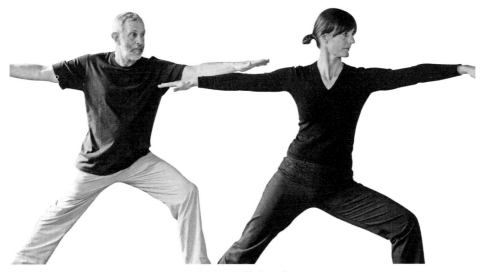

图 20.8　战士二式

得到延展。

3. 这个体式的达成度取决于练习者的柔韧度（图 20.10 和图 20.11）。

4. 全程保持敏感，不要强行完成体式，避免使髋关节受到任何挤压。

三角伸展式

尽最大努力保持身体两侧长度。图 20.12 和图 20.13 中的练习者在体式中保持了应有的长度；图 20.14 中的练习者试图将手放在地面上，反而造成了躯干扭曲。

1. 轻松站立在垫子前面，双脚分开大约 1 米。

2. 将左脚稍微内旋约 30°。

3. 将右脚外旋约 90°（具体旋转程度取决于练习者的身体柔韧度）。

4. 结合亚历山大指令，从右侧

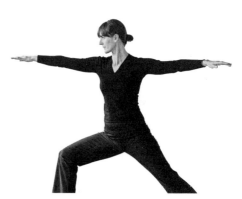

图 20.9　战士二式

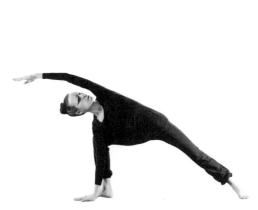

图 20.10　侧角伸展式

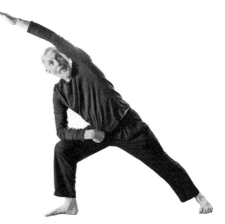

图 20.11　侧角伸展式

抬起右臂，躯干向右伸展，骨盆向左。这是一个髋关节侧向运动，因此切勿压迫到右髋（人们以结果为导向来完成体式时常出现这种状况）。同时，右腿伸直，膝盖微弯，使膝盖骨与足部呈一条直线，切勿过度拉伸右膝；保持足弓自然状态，积极从足底下获取能量。

5. 使躯干两侧处于舒展状态，尽量使其向外侧伸展。根据练习者自身的柔韧度，可将右手放在大腿、膝盖、小腿、足部或地面上。

6. 将左臂举到空中，保持双臂之间（上背部）的宽度和延展度。

7. 转动头看向左手（若此时身体还算舒适）。

评论：

• 这个体式较为复杂，大多数人需要精确的一对一指导才不会出现问题。如果人们在这个练习中过度伸展，常常会出现下列一种或多种情况：身体上侧拱起而下侧塌陷；右脚内扣及右膝交锁，从而对膝关节造成压力，并将股骨卡在髋关节窝内；足弓塌陷；举胳膊时，背部受到挤压；难以旋转头部（疼痛或做不到）。

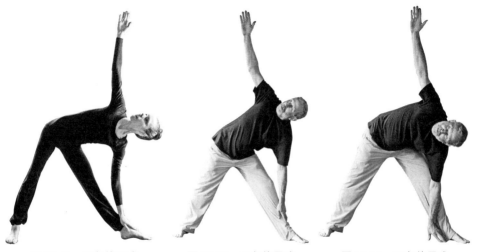

图 20.12　三角伸展式　　　图 20.13　三角伸展式　　　图 20.14　三角伸展式

半月式

1. 轻松站立，双腿分开（参见三角伸展式）。

2. 弯曲右膝，使其朝右脚心向外延伸，保持稳定。

3. 将右手放在木块或地面上，同时确保躯干前后都处于伸展状态。

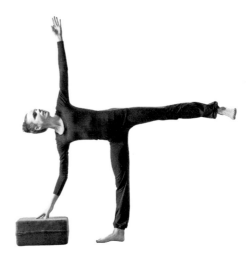

图 20.15　半月式

4. 保持双腿处于激活状态，旋转骨盆，使其带动左腿抬起，不要挤压下背部。

5. 旋转头部，看向左手。头部需与躯干保持一致与协调，以免出现紧绷；若无法完全做到旋转头部，则头部向前即可。

6. 在这个体式中保持几次匀速呼吸，之后逐渐增加停留在该体式的时间（图 20.15）。

评论：

- 该体式比三角伸展式简单，但大多数人会发现自己无法明确意识到头部位置，导致无法舒适地旋转头部。

- 学习这个体式时，如果练习者的平衡性不够，可以背靠墙壁作为支撑，让下臀部和下肩胛骨区域与墙壁接触以获得支撑。

- 保持双臂之间上背部的舒展。许多人会过度后拉上臂，导致肩胛骨区域受到挤压。

单腿伸展

这个体式（图 20.16）的重点是通过延展全身来为整体提供能量，即让能量从与地面接触的脚底升起，穿过躯干和头部并向前、向上释放，继续进入头部上方的双臂和双手。

正常情况下，这个练习会让抬起那条腿的腘绳肌获得拉伸。若没有获得拉伸，可以加高椅子或在椅子上放一块瑜伽砖来垫脚。如果仍然无法得到拉伸，练习者需要以髋关节为屈曲点前倾躯干，注意保持身体的舒展度。

评论：

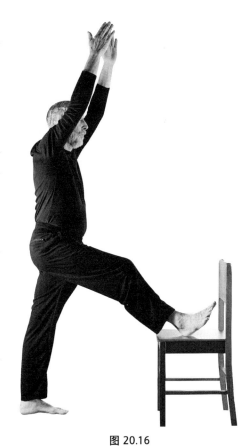

- 我们曾在第 18 章中描述过如何在仰卧状态下将手臂举过头顶（图 18.16）。在这个体式中，我们不难发现，当躯干的舒展受到干扰时，背部往往会远离地面。我们应随时保持觉察，让抬起的手臂与整个舒展的身体相连，让背部与全身融为一体。人们常常会过度后拉手臂，导致颈部紧绷和肩胛骨后拉，使背部整体收缩。

- 无论如何伸展，都不能失去身体的整体舒张度。

- 保持骨盆水平对齐，避免出现扭曲。

图 20.16

单腿扭转

我们可以按照图 20.17 和图 20.18 来进行单腿扭转练习，只是按照图 20.18 练习的话，则需要将右腿前伸，这样会更加挑战我们的协调性。

同样，手臂的舒展需要与全身的舒展融为一体，我们可以把双臂想象成与全身相连的翅膀。鸟儿展翅时，翅膀通常会位于身体中线之前，因此我们要避免后拉手臂，那会使颈部紧绷和背部受压，并导致肩膀肌肉紧张。

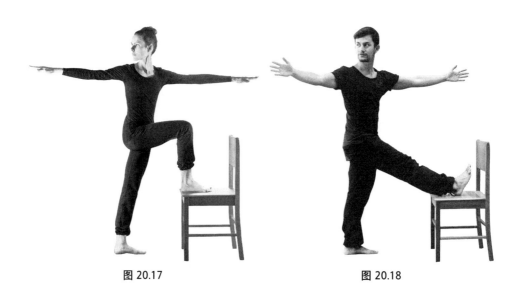

图 20.17　　　　　　　　　　　　　　　　　图 20.18

第 21 章　扭转体式

如前所述，对身体运动机能持有误解是许多人练习瑜伽受阻的原因之一。因此，当人们试图去练习一些违背身体机能的体式时，难免会遇到各种问题，比如他们普遍不清楚应该如何在扭转体式中安全地运动。

请思考下面这个与脊柱相关的问题：脊柱的颈段、胸段和腰段，通常情况下能扭转到什么程度？（图 21.1 和图 21.2）

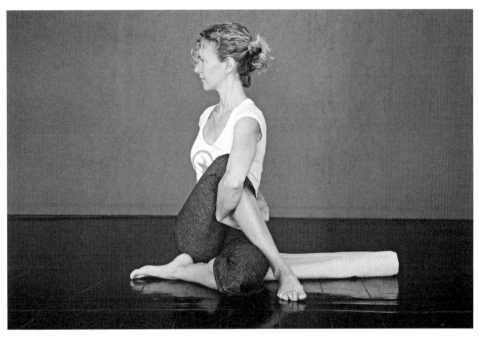

图 21.1

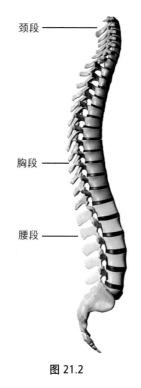

颈段 ——

胸段 ——

腰段 ——

图 21.2

其实，腰椎本身是没有旋转潜力的，但人们却常常试图扭转腰椎，导致下背部受压，连带所有背部肌肉收窄，同时致使胸腔僵硬。从安全、舒适的角度考虑，练习者需要在扭转时将腰椎拉长，起到支撑整个脊柱的作用，使胸腔和胸椎能自由旋转。

戴维·戈尔曼（David Gorman）记录了脊柱区域的旋转范围，腰椎为 5°（或每对椎骨之间为 1°），胸椎为 35°，颈椎为 50°。[1] 当然，由于旋转角度因人而异且难以测量，这些数据仅仅是近似值，但是值得注意的是，腰椎关节面的位置使腰椎的旋转非常有限。

胸椎与肋骨通过肋椎关节连接在一起（图 21.3）。与腰椎相比，胸椎的结构和连接方式使自身更具旋转性。胸椎旋转受限往往是人们胸腔僵硬造成的。如图 21.4 所示，胸腔前部与胸骨相连的部分其实是软骨。软骨本身具有极大的柔韧度，但若肋骨因长期运用不当而发生扭曲或塌陷，软骨的柔韧度也会随之降低。

人体有 12 根肋骨，前 10 根肋骨附着在胸板（胸骨）上，剩下 2 根是浮肋。当人们习惯性地含胸及试图站直或坐直时，就会使胸腔受限。因为当人们试图挺直时，就会后拉肩膀，前推胸部，致使背部变窄，进而造成胸腔僵硬。而胸椎的旋转范围主要是由胸腔的柔韧度来决定的，背部过度收窄会限制浮肋的移动，并严重限制横膈膜的移动，这也是我们在第 15 章中探讨过的内容。

保持整个脊柱的长度，让椎骨之间保持最佳空间，是所有健康扭转动作的基础。扭转时，我们需要尽量激活最深层的姿势肌（回旋肌、棘间肌和横突间肌）和多裂肌（图 21.5 和图 21.6）。这些姿势肌跨越在椎骨之间，跨度为 1~3 个关节，起到帮助稳定脊柱的作用。这种稳定功能非常重要，若姿势肌因紧绷或塌陷而失去弹性，人体就会启动更大或更浅表的运动肌来稳定脊柱，而这将导致这些肌肉疲劳，产生疼痛和不适感。上完第一堂亚历山大课之后，人们常常会有一种

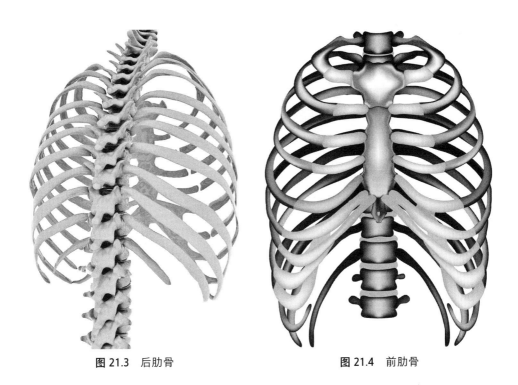

图 21.3　后肋骨　　　　　　　　　　图 21.4　前肋骨

轻盈、舒展的飘浮感。因为我们在课堂上停止运用这类支持运动的浅表肌肉，使这类并不适合负责稳定性的肌肉获得了释放。

因此，扭转动作激活胸椎周围深层姿势肌是非常重要的。但前提应是整个躯干保持自由、舒展，释放肋骨中多余的僵硬。

做扭转体式时，人们常常会试图同时拉长和扭转腰椎部位，以后拉其中一个肩胛骨，而这会导致腰椎收缩。背部肌肉也会随之变窄，对椎间盘造成压力。此时，背部浅表肌肉的激活会让人产生一些不适感，远不如将深层姿势肌作为动作焦点那样令人舒适。

图 21.1 和图 21.7 展示的坐姿扭转中，

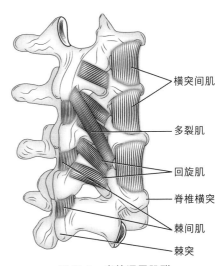

横突间肌

多裂肌

回旋肌

脊椎横突

棘间肌

棘突

图 21.5　脊柱深层肌群

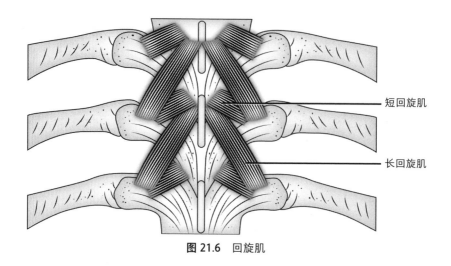

短回旋肌

长回旋肌

图 21.6　回旋肌

练习者颈部放松，脊柱与背部处于舒展状态，整个躯干都很开放。练习体式时，当脊柱的伸展与胸腔的柔韧度相协调，我们就能将扭转进行得更为深入，触达腹部的内脏。在此过程中，我们可以收缩腹部肌肉，但一定不能收紧肩颈。唯有在全身整体舒展、不破坏头部平衡的自由协调及脊柱的长度和放松的前提下，我们才能有效地扭转到这个深度。

在图 21.8 中我们可以看到，练习者的躯干非但没有变长、变宽，反而更趋于塌陷状态。他没有把重心放在坐骨上，而是朝着骶骨方向滚动。他的脊柱呈曲线，腹部器官受压。

许多人由于身体不够柔韧，无法舒适地坐在坐骨上，更无法有效地扭转身体。但唯有让坐骨与地面接触，作为身体重量的支点，才能拉长脊柱。如果我们无法舒适地将体重集中在坐骨上，可以在骨盆下面垫一定高度的支撑物，以拉长脊柱。这种支撑物可以是图 21.1 中的折叠毯子，也可以是图 21.9 中的一块瑜伽砖。

在图 21.8 中，练习者左臂伸得过远，越过了弯曲的膝盖，也是身体塌陷的原因。图 21.1 中的这名练习者几乎彻底扭转了脊柱，在这种状态下，她能将手臂环绕在膝盖上，将另一只手放在背后。人们通常认为这种姿势才是"正确姿势"，但可能只有不到 1% 的人能够灵活地做到这一点，大多数人则会在尝试的过程中

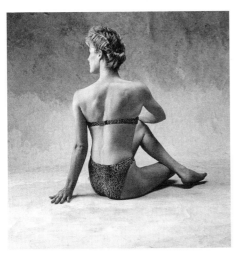

图 21.7

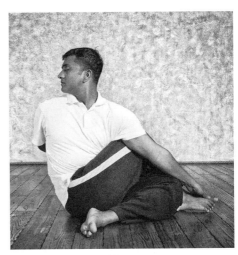

图 21.8

失去协调性。

　　在图 21.7 中，练习者并没有以破坏自身平衡的方式去僵硬地模仿图 21.1 的动作，而是用手和腿的接触来帮助扭转，从而保持自己头部、颈部和背部的完整性。

　　坐姿扭转动作还可以在椅子上进行（图 21.10）。对于柔韧度有限的人来说，若对坐在地上练习感到困难，坐在椅子上会特别有帮助。但是，请务必避免背部过度伸展和缩窄，即不要出现图 21.8 中躯干弯曲和塌陷的状况。

扭转体式注意事项

　　与瑜伽一样，练习者最好能获得亚历山大瑜伽老师的指导与观察反馈。若没有

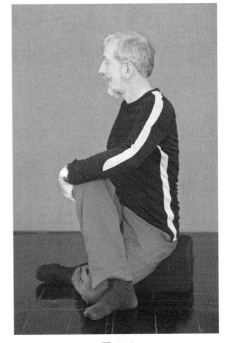

图 21.9

这种条件，以下几点也能有助于安全、有效地练习：

- 由于扭转体式容易过度拉伸到骶髂关节区域的韧带，因此常会加剧骶髂疼痛。事实上，正确的扭转不应让这一部位产生丝毫疼痛。如果练习者身体各部位处于协调状态，尤其是腰椎没有处于过度收缩状态，就能避免这个问题。

- 我偶尔会接触患有椎间盘疾病的学员，通常医生或其他医疗从业人员会告诫这类学员不要练习扭转。结果，有的人连日常生活中的正常扭转都极力避免，自身运用也越来越僵化。椎间盘当然不喜欢脊柱同时旋转和收缩，然而，在脊柱拉长时进行扭转动作完全是另一码事。如果能在经验丰富的老师的带领下小心进行，几乎人人都可以从这些姿势中受益。

- 除了上述问题，如果练习者在进行扭转时出现颈部、背部、膝盖、髋关节或肩胛骨区域周围疼痛，请务必思考疼痛原因，重新调整姿势。

- 坐骨两侧应受力均匀。若坐骨受力不均，表明练习者的身体并没有在旋转拉长，而是在朝髋部某一侧压缩，这就相当于正在旋转、收缩自己的脊柱。

- 在动作协调的扭转体式中，练习者会发现自己呼吸轻松而自如。如果练习者身体正在塌陷、背部收缩或收紧，呼吸就会受到限制。如果我们在任何瑜伽体

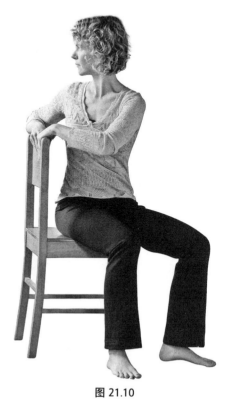

图 21.10

式中发现自己呼吸受限，解决方案绝不是大口呼吸，只要我们消除各种收缩和紧绷，就能获得自由呼吸。

腹部扭转式

仰卧扭转是许多瑜伽课程中的常见练习，进行这一扭转的前提是让脊柱获得充分伸展。部分人扭转时，会出现下背部收缩，致使背部浅表大块肌肉紧绷，对脊柱的椎间盘和关节造成压力。在这种状态下，将手放在下背部，会发现它多多少少变平了。对有的人来说，在这种背部紧缩状态下难以顺利做出正常的仰卧扭转动作。

图 21.11 和图 21.12 展示了进行仰卧扭转的两种方法。图 21.12 中的练习者

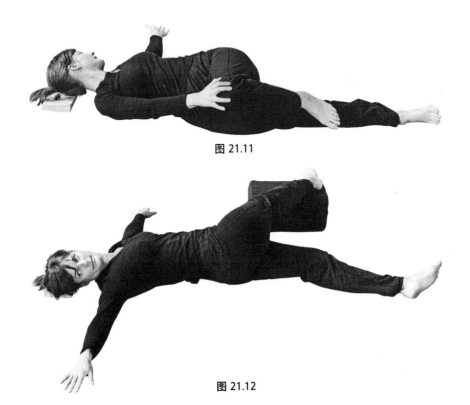

图 21.11

图 21.12

利用一块瑜伽砖来支撑腿部，从而避免腰椎过度扭曲。有时，把手臂搁在一块瑜伽砖上亦有助于延长背部肌肉。腰背部大肌群的压力可以通过抬起双膝、扭转双腿来消除。

从祈祷式扭转

部分人由于腰部牵引力太强，无法靠仰卧姿势进行很好的扭转。从祈祷式扭转可以让这类人群体验到扭转体式的好处。进入祈祷式（图 21.13，详见下一章"前屈体式"），确保整个躯干完全处于拉伸状态；然后，将右臂从身体下侧穿过并向左延伸，头部看向右臂所指的方向（图 21.14）；回到起始位置并反向练习。

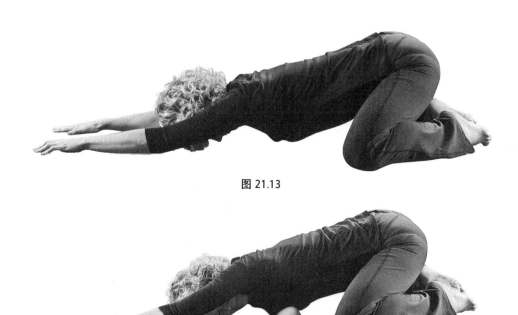

图 21.13

图 21.14

第 22 章　前屈体式

　　与所有体式一样，每个人在前屈体式中的活动范围都有所不同。在图 22.1
中我们可以看到：儿童的主要屈曲点是髋关节，而成年人（尤其是男性）的髋关
节活动则不太明显，所以无论他们弯到什么程度，屈曲点都在脊柱的周围。只
有当他们屈膝，才会有更多的髋关节运动。但是大多数人做前屈体式时并不会屈
膝，而是以伸直双腿（彻底拉伸腘绳肌）的方式进行。如果一个人的腘绳肌相当
紧张，伸直双腿来练习前屈体式会阻碍骨盆围绕髋关节向前旋转。

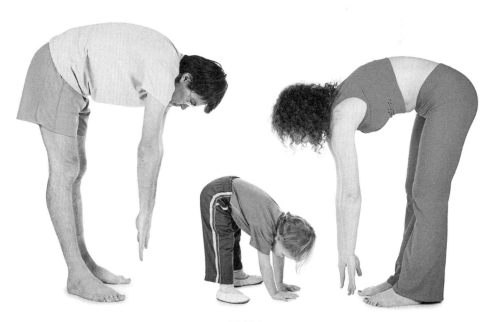

图 22.1

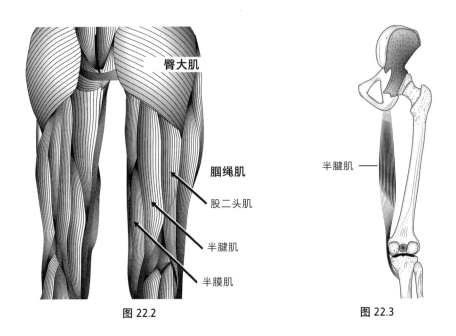

图 22.2　　　　　　　　　　　　　　图 22.3

　　前屈体式能起到拉伸腘绳肌的作用。腘绳肌肌群由三块肌肉组成，这三块肌肉均起源于坐骨结节（坐骨粗隆），附着于胫骨或腓骨上，恰好在膝关节下方（图 22.2 和图 22.3）。也就是说，这个肌群跨越了两个关节：股骨周围的骨盆和膝关节。腘绳肌紧绷会使前屈体式受限，因为双腿伸直时，紧绷的腘绳肌会阻碍骨盆旋转。图 22.4 所展示出的塌陷正是这种受限引发的；图 22.5 则展示出腘绳肌柔韧度良好会有助于脊柱的拉长。然而，部分人即使腘绳肌非常柔韧，也难以在不弯曲脊柱的情况下前屈身体，原因是他们紧绷的腰部会形成一条反向曲线，无法让

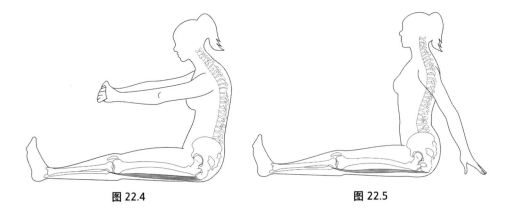

图 22.4　　　　　　　　　　　　　　图 22.5

脊柱到骨盆的组织得到拉长。

　　事实上，完成这种体式的能力受到背部大块浅表肌肉、深层肌肉——尤其是脊柱周围韧带——的紧张程度的影响。图 22.6 中练习者的腘绳肌和整个脊柱柔韧度良好，在前屈体式中获得了完全伸展。在图 22.7 和图 22.8 中，我们可以看到练习者的柔韧度在逐渐变差。

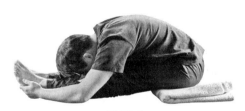

图 22.6

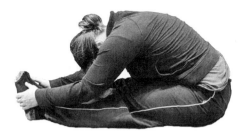

图 22.7

韧带的重要性

　　韧带在帮助我们保持直立姿势和为关节提供稳定性方面起着相当重要的作用，人们却常常忽视这一点。针对瑜伽体式的解剖学讨论往往集中在特定肌肉或肌群的运动上，然而，我们也需要关注韧带的作用。我们在一个体式中过度拉伸韧带（和肌腱）的感觉与拉伸（伸展）肌肉的感觉是完全不同的。沿着一条扩展线拉伸肌肉时，这种感觉还算舒适。但当过度拉伸韧带（连接并稳定关节）和肌腱（连接肌肉和骨骼）时，这种感觉并不舒适。我们会感到紧绷，即便之后脱离了这个体式，这种紧绷还会持续下去。

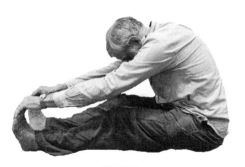

图 22.8

　　从脊柱顶部到骨盆共有 24 个关节，椎间盘和关节面为脊柱提供了一定程度的活动能力。与此同时，这些关节被韧带的筋膜网紧紧地绑在一起，这种筋膜网能够提供稳定性，防止关节过度运动，以损伤椎间盘或关节面。脊柱周围有两条韧带（前纵韧带和后纵韧带），关节面周围也有一些韧带。

　　棘上韧带起始于第七颈椎的棘突，向下延伸至骶骨。黄韧带从第二颈椎到骶骨的第一节连接着相邻的椎体。所有韧带都会抵抗各个方向的运动，包括前屈在内。前屈时，黄韧带的弹性纤维会与其他韧带一起产生强大的反作用力，以保持椎骨的相对位置（图 22.9）。黄韧带的弹性是使直立姿势轻松、自如的重要因素。

　　椎骨及身体中每个关节的运动范围都是有定数的，这些关节相互之间的关系也是相辅相成的。因此，超范围运动很容易损伤椎间盘、关节面或韧带，如果习惯性地突出或过度拉直脊柱曲线，则会导致疼痛和功能障碍。

　　在日常生活中，大多数人并没有以最佳方式来使用脊柱。比如，在大部分时间里，上班族几乎都处于伏案工作状态，致使黄韧带和其他韧带纤维受到持续过

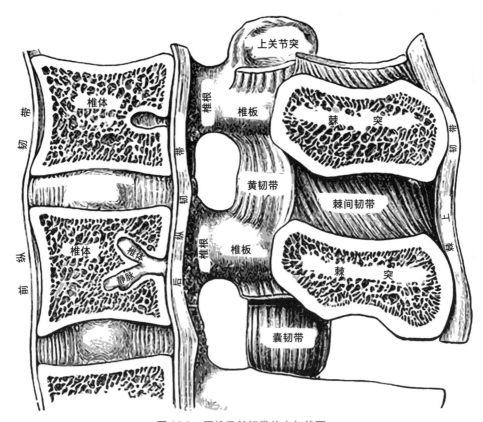

图 22.9　腰椎及其韧带的内矢状面

度拉伸，逐渐失去弹性，无法维持脊柱在"健康"直立状态下的曲线。*肌肉和结缔组织也会逐渐过度收缩，使包括棘上韧带在内的躯干发生弯曲，最终导致有助于伸展的支撑韧带和肌肉被削弱，而有助于躯干弯曲的韧带与肌肉的张力却逐渐加强。此外，神经系统也会发生变化。这种塌腰驼背的姿势会渐渐成为一种默认姿势。人们可以有意识地努力"矫正"这种姿势，但是一旦停止有意识的努力和注意力，很快又会回到默认姿势。因此，人们会在"坐直"（这很累人）和"塌陷"（这需要较少的肌肉力量，但会给身体带来其他压力）之间不停徘徊。

习惯的作用

我们在关于猴式的章节中讨论过，大多数人做前屈体式时，会不可避免地重复过去的错误习惯，比如将背部某一点作为屈曲点向前屈体。这样无异于继续固化自身的错误习惯。但是，即使人们试图避免从这些屈曲点前屈，也难以意识到这一切其实归咎于自身"错误的感官感知"。

将背部某一点作为屈曲点向前屈体，除了会过度拉伸脊柱的高度危险部位之外，它的其余部位也会受到拉伸，继而容易导致下背部和骶髂关节产生紧张和损伤。从图 22.8 我们可以看到，这种习惯不仅过度拉伸了脊柱后部的韧带，还过度拉伸了有助于维持脊柱伸展的小块深层姿势肌，如胸棘肌、横棘肌、棘

---

* 对于由错误姿势和运动模式引起的压力会如何影响韧带，摩西·所罗门诺（Moshe Solomonow）做出了如下描述："在相对较短的时间内使韧带负重或拉伸，会导致韧带的长度-张力行为发生变化，其持续时间可能是负重或拉伸时间的 20～40 倍。对于在一天内连续受到静态或循环运动影响的工人来说，这一现象对韧带保护和稳定关节的能力会产生很大的影响。随着工作作息时间的延长，韧带在保护关节的能力方面表现出累积的蠕变和降低，导致工作时间的后期（或后一天）更容易受伤。由于休息时从蠕变中恢复也需要 24 小时以上，因此在新工作日开始时，会有一个来自前一个工作日的累积蠕变……总的来说，韧带因断裂或损伤而出现功能减弱或丧失，不仅会损害其对关节稳定性的机械贡献，还会导致动觉及肌肉快速反射性激活能力的丧失，以及减弱肌肉为增强关节稳定性而产生的力量"（Solomonow 2009, 53）。——作者注

间肌和多裂肌（见第 189 页的图 21.5）。事实上，为了保持直立姿势，这些肌肉正是我们理想与下意识中应该调整的肌肉。如果过度激活屈肌，韧带和结缔组织也会受到过度激活，一旦这种模式形成持续性习惯，我们将难以保持直立姿势。

跪坐前屈：祈祷式

祈祷式能让躯干获得全方位拉伸（图 22.10），因为该动作中骨盆的倾斜不会受到腘绳肌收缩的影响。

从跪坐姿势开始，以髋关节为屈曲点向前屈体。尽量抬高骨盆，使整个背部、躯干前部和两侧都能获得完全伸展，然后将前额放在地面上。确保寰枕关节以上的头部保持向前、向上，不要压缩肩颈。与所有体式一样，由于柔韧度因人而异，部分人的骨盆可能接近脚跟或几乎落在脚跟上，部分人的大腿可能与地面垂直。

站立前屈

我们在第 19 章中探讨猴式时提到，如果在练习推椅前倾这个姿势时能感觉

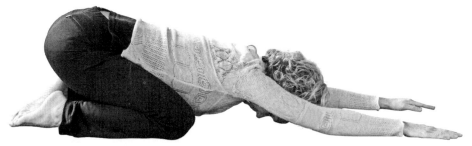

图 22.10　祈祷式

到腘绳肌受到了拉伸，就表明这是能培养柔韧度的理想前屈体式。毕竟，加强背部伸展式这种坐立前屈体式会超过部分练习者的活动范围，致使他们无法在其中获得协调。

站立前屈伸展式

站立前屈伸展式与图 22.1 中这个家庭所示的姿势相似。我们可以看到，成年人非但没有从这个姿势中获益，反而在损伤自己的背部。要想真正安全、有效地进行这个练习，除了需要具备良好的柔韧度之外，还必须稍微屈膝。对于常常过度拉伸膝盖的人来说，即使他们的身体非常柔韧，也要在练习这个体式时保持膝盖微弯。

进入该体式之前，引导躯干从双腿处延长，放松膝盖并以髋关节为屈曲点向前屈体；激活双脚，使双脚与肩同宽并指向前方。激活一条通过腿部向上延伸的能量线，在不收缩股四头肌的情况下稍微内旋大腿。当脊柱在整个长度内扩张时，骨盆需要保有向前旋转的空间。请注意，不要习惯性地将脊柱某一处作为屈曲点，否则会加剧脊柱的弯曲。对于习惯性收缩腰部的大部分人来说，稍微弯曲一下这个区域会给人一种放松的感觉；但是对于其他人来说，情况可能恰恰相反。

如果在练习过程中出现驼背的情况，那么前屈至椅面或地面上瑜伽砖的高度即可，这样能更好地延展脊柱。练习的重点应始终是脊柱的延展，务必要避免驼背。即使出现驼背，脊柱也应处于延展状态。看看图 22.1 中两个成年人和孩子背部曲线长度的差异。如果身体仍然不够柔韧，则应先练习猴式。

双角式

这个体式类似于站立前屈伸展式，但是对许多人来说，伸展双腿能减少腘绳肌的限制，让骨盆保有更多的旋转空间。另外，对于大多数人来说，双脚正对前方进行练习，能达到最好的效果。

对于站立前屈伸展式来说也同样如此。

手碰脚前屈伸展式（靠墙）

这个体式与推椅前倾的猴式（图 19.5）非常类似，适合身体柔韧适中的练习者。只是在这个体式中，躯干肌肉需要发挥更大作用。在保持躯干长度的同时，练习者能强有力地拉伸腘绳肌。

站立时，双脚离墙稍远，微屈双膝，骨盆贴墙。保持当前双腿位置，不要伸直双腿；坐骨向上移动并旋转骨盆，也可以用手抓住坐骨来手动旋转骨盆。

练习这个体式时，人们常常会为了保持躯干长度而错误地收紧腰椎，更多人甚至会出现整个躯干向前塌陷的情况。因此，我们不能以腰椎为屈曲点向前屈体，而应该通过脊柱的自然曲线来拉长腰椎。

同所有体式一样，脊柱的延展是重点，比拉伸腘绳肌更为重要。图 22.11 中的练习者身体相当柔韧，许多人无法协调地达到这种前屈程度。记住，腿部（尤其是腘绳肌）应在不使整个身体失去协调性的前提下通过各种方式进行拉伸。

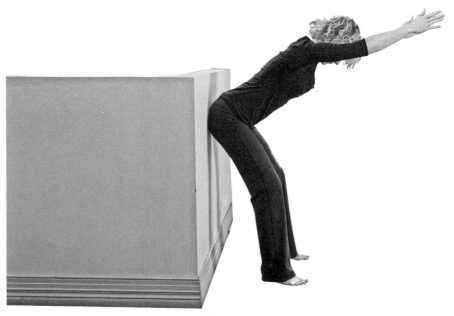

图 22.11

坐立前屈：加强背部伸展式

加强背部伸展式是一种进阶前屈体式。在这个体式中，我们需要让伸展贯穿整个身体的背线——包括肌肉网络和筋膜，从脚底连接到眉脊。常常过度拉伸膝关节的练习者要格外小心，避免继续过度拉伸和削弱膝关节韧带。膝盖可以弯曲，只要能保证脊柱获得完全伸展即可。

整个体式应保持流畅性，包括拉伸腿部、骨盆前倾以及延展整个背部。我们务必要确保自己不会习惯性地从脊柱某一处屈体，破坏整个体式的流畅度。不要让屈肌收缩，以免切断身体前部的能量流，压迫所有内脏。若练习得当，这个体式能让整个躯干和脊柱获得非常显著的能量和舒张感。

第 197 页图 22.7 中练习者的腘绳肌柔韧度非常好，但图 22.6 中练习者的脊柱柔韧度更佳。图 22.8 中练习者脊柱与腘绳肌的柔韧度都较为有限。若是脊柱柔韧度较差，当我们进入体式时，会倾向于将重点放在脊柱中少数能前屈的椎骨上，从而导致过度拉伸该区域的肌肉和韧带。那几块椎骨确实能弯曲，但与脊柱的其余部分不协调，如图 22.6 所示。

事实上，如果练习者的屈曲点在脊柱上的某个区域，这个区域就会非常紧绷。这也是我们在日常生活中（坐在电脑前、做饭、接孩子、拎食品或杂货以及做园艺等）习惯性弯曲的点位。做屈曲时该区域柔韧度很高，相反，在日常直立姿势中，该区域的伸展能力就十分有限。

如何适应体式

无论我们能前屈到什么程度，都必须保证身体的延展是与脊柱的自然曲线相协调的。唯有当脊柱得到完全伸展时，我们才能进一步深入体式，形成健康曲线（如图 22.6 所示）。大多数人可能永远无法达到这种前屈程度，

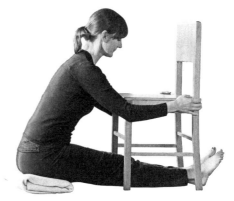

图 22.12 加强背部伸展式

但仍然能从延长脊柱和前屈的过程中受益匪浅。

　　练习加强背部伸展式时，应避免伸展本身已经被过度拉伸的韧带，我们需要调整这些韧带。图 22.12 中坐在毯子上的练习者抬高了自己的骨盆，使身体重量落在自己的坐骨上，更有利于骨盆前倾。此外，她朝座椅方向前屈时，拉长了自己的整个脊柱，没有出现驼背。这位练习者通过限制自己的活动范围，避免以结果为导向而对动作生搬硬套。对于背部肌肉和韧带薄弱的人来说，这项练习相当困难。

　　如果练习者由于腘绳肌太紧而无法坐在坐骨上，只有抬高骨盆才能适应这个姿势。在任何一种坐立前屈体式中，我们都必须以坐骨为中心。如果骨盆已经处于向后滚动的状态，我们就难以让骨盆再向前旋转。

其他坐立前屈体式

　　其他坐立前屈体式也请参见以上注意事项。协调起始控制（头部、颈部和躯干的关系）是核心前提，另外还需避免过度伸展膝关节及其韧带。

半英雄面碰膝加强背部伸展式

- 练习者可以根据自身柔韧度，选择坐在一块瑜伽砖或毯子上来完成这个体式。也就是说，即使练习者身体非常柔韧，也应该在弯曲腿的臀部下方铺上毯子来保持骨盆的平衡。
- 让双膝靠拢能确保骨盆水平而稳定。
- 练习者可以根据自身柔韧度决定是否微曲前腿（图 22.13）。

坐角式

- 练习者应将体重全部集中在坐骨上。若出现骨盆后滚的情况，请在臀部下方铺一条毯子或垫一块瑜伽砖（图 22.14）。

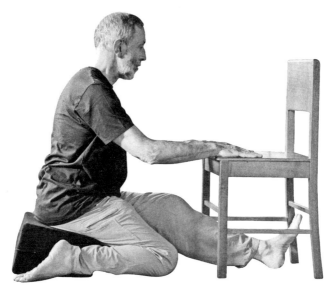

图 22.13　半英雄面碰膝加强背部伸展式

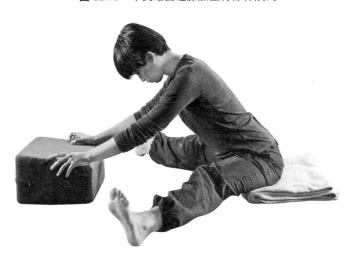

图 22.14　坐角式

- 如果练习者身体不够柔韧，请用瑜伽砖或椅子来作为双手的支撑，以避免躯干塌陷。
- 双腿应以髋关节为起点外旋，避免内旋。
- 膝盖微弯，避免出现膝盖交锁。

简易坐前屈

　　练习简易坐前屈时，我们必须打开髋关节才能坐得比较舒适。然而，对于大多数整天都坐在椅子上的人来说，他们的髋关节并不够柔韧。在髋关节柔韧度不佳的状态下练习简易坐前屈，便容易导致膝关节受伤。因为膝关节的健康运动范围主要是弯曲和伸直。在旋转方面，膝关节外旋幅度相对大一点，但内旋幅度非常小。膝关节最无法承受在旋转的同时被固定住——在髋关节缺乏柔韧度的状况下盘腿，就会常常发生这种状况。简易坐前屈又会进一步加大膝盖的旋转幅度。瑜伽中的大部分膝关节损伤都与盘腿动作相关。

　　要解决这个问题，则需在盘腿坐时让膝关节保持适度打开的状态：

- 坐在毯子或垫子上，让重心集中在坐骨上。

- 双腿前伸，膝盖盘腿的高度应与髋关节高度一致（图 22.15）。

- 引导颈部放松，使头部向前上方延展，背部变长、变宽。

- 保持整个躯干处于舒展的同时开始前屈。

- 尽量前屈，避免出现不协调现象（图 22.16）。

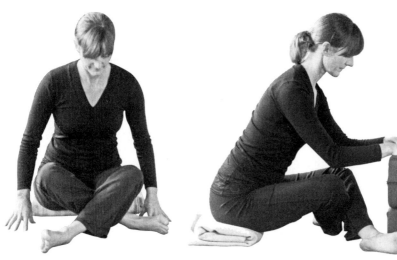

图 22.15　简易坐前屈　　　　　　　　　　　　图 22.16

当我们的腿伸直时，腘绳肌会阻碍骨盆的旋转；而当我们盘腿时，腘绳肌就无法再阻碍骨盆旋转了。因此，许多人都能在盘腿时达到较大限度的前屈。驼背明显的练习者能获益良多，尽管目前我尚且不明确其中的原理，但是他们的躯干的确能在这个练习中获得良好拉伸。髋关节外侧向下沿着双腿的部位都有拉伸感是正常的，但髋关节本身不应该产生这种感觉。

请注意，一些本身髋关节有问题的练习者会在该体式中面临挑战。此外，即使这样盘腿，某些本身膝关节受损的练习者还是会进一步损伤膝盖。练习者可以采用替代体式，有关内容可详见第 27 章的内容。

束角式

与所有坐姿体式一样，无论练习者是坐在地面上、毯子上还是瑜伽砖上，都需要将重心集中在坐骨上。大多数人都需要在坐骨下垫一个物体来抬高身体。将图 22.17、图 22.18 与图 22.19 进行比较，我们可以看到若缺乏柔韧度的人不抬高骨盆，用坐骨直接接触地面，会对整体协调性造成什么样的影响。如图 22.17 所示，柔韧度良好的练习者一旦达到髋部完全屈曲状态，就能让躯干前屈。但是请注意，此时他们全身都处于一种整体扩张之中。

将脚底合拢到一起，让膝盖

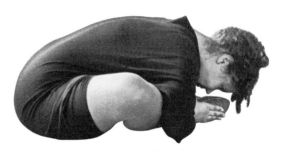

图 22.17　束角式

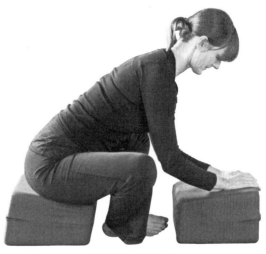

图 22.18　束角式

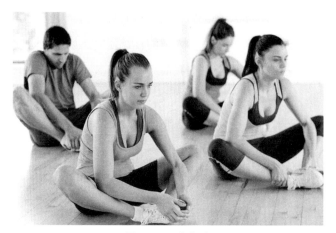

图 22.19   束角式

往地面移动，确保躯干长度不受影响。如果练习者有足够好的柔韧度，可以以髋关节为屈曲点进行屈体，务必保持躯干的长度与开放性。

第 23 章　下犬式

练过瑜伽的人应该都比较熟悉下犬式，下犬式也是我喜欢的体式之一。下犬式集手臂支撑、前屈、倒立、伸展和加强体式为一体。如果练习得当，练习者便能从中受益颇多。下犬式能让人从脚到腿，再到整个脊柱和躯干获得全方位伸展。它能锻炼全身整体力量，尤其是手臂力量，增强姿势肌的张力。它也有助于增强骨骼，对预防骨质疏松症起到关键作用。此外，这个体式还能培养柔韧度，让我们能将其运用到倒立体式中并真正受益。

在瑜伽书籍和课堂中，指导者常常要求练习者做该体式时保持脚跟着地。在图 23.1 和图 23.2 中，我们可以看到这两位练习者的脚跟完全贴在了地面上。

图 23.1 中的练习者在这个体式中拉伸得非常漂亮。但是请先自问，自己的柔韧度足够吗？若我们在柔韧度不足的条件下模仿她的动作，会产生什么后果？

尽管图 23.2 中练习者的柔韧度已经很好，但她的躯干并没有如图 23.1 的练习者那样拉长，而是受到了压缩。此外，她还出现了脊柱缩短、呼吸受限及腹部

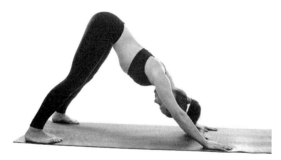

图 23.1　下犬式

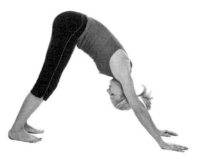

图 23.2　下犬式

器官受压等情况。

　　那么，对于我们这些柔韧度不
足的人来说，练习这个体式到底会
有什么后果呢？请看图23.3。练习
者拥有很好的柔韧度，但还不足以
让她的躯干变长，也不足以让她的
脚后跟完全落地且伸直双腿。

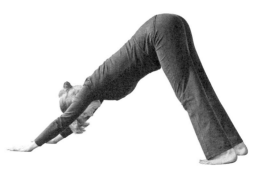

图 23.3

　　所以，为了保持躯干的完整性
和开放性，她可以微屈双腿。虽然
她的脚后跟并没有贴地，但她的小
腿仍然获得了充分拉伸，同时脊柱
和躯干也获得了伸展。我们可以看
到，她的脊柱曲线非常美，呼吸不
受限制，腹部器官得到充分支撑，
没有压迫现象。

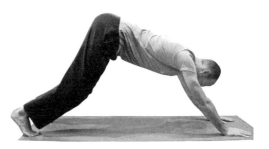

图 23.4

　　身体不够柔韧的练习者必须加
大屈膝幅度，才能使整个躯干保持
完整长度。同时，还需要通过手臂
将躯干进一步抬高，以通过脊柱延
长从头部到骶骨的连接（图23.4）。

　　图23.5中练习者的身体非常柔
韧。但是从亚历山大技巧的角度来
看，这样并不能理想地协调身体柔

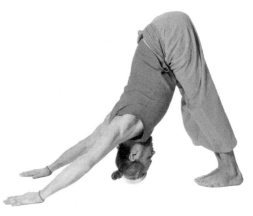

图 23.5

韧度。身体不够柔韧的练习者在练习这个体式时，背部会拱起（图23.2）；而图23.5
中的练习者的背部则呈现出相反状态（凹陷），且背部（尤其是上背部）呈收缩
状，整个肩胛带都呈现出过度拉伸的状态。

　　如图23.1和图23.3所示，我们需要让头部和上背部与手臂保持在同一条直

线上，才能让躯干变长、变宽，为呼吸提供开阔的空间，从而让能量畅通无阻
地流过脊柱。

体式中的不对称问题

　　练习下犬式时，人们常常由于摆出的姿势不均匀而加剧了身体的不对称性。
这样也会无形中加剧脊柱侧弯，并最终导致其出现更深层次的扭曲。但是，练习
者自己难以觉察这些问题，即便使用镜子也观察不到。骨盆扭曲和身体某侧缩短
是最明显的侧向变形，这种变形并不一定是脊柱侧弯引起的，更有可能是手脚位
置不匀造成的。另一种常见变形则是由肩膀引起的——若某侧肩膀更柔韧，上背
部会朝这侧肩膀下沉。实际上，一个人越是下陷到胸腔里（如图 23.5），越会加
剧旧有的不对称问题。通常情况下，只要抬起并拓宽上背部和肩部区域，就能
消除这种变形。但若这种无意识的扭曲已经非常严重了，则需要在老师指导下进
行练习。

如何在我的瑜伽练习中应用这些信息

　　了解一些有效的练习方法和注意事项，并不等于我们能在实际练习中运用这
些信息。在老师指导下进行练习，才是真正理想的练习方式。

　　然而，亚历山大技巧的创始人在培养更有效的姿势、动作和发声习惯的过程
中并没有获得老师的指导。他无法依赖自己的动觉信息，所以他用镜子来观察自
己的活动表现。由于我们难以觉察到自己可能正处于习惯性扭转或收缩的状态，
所以把自己的训练过程拍摄下来可能会更有帮助。

　　我在瑜伽课上引导人们做下犬式时会发现，他们因我的手动调整所产生的动
觉与他们实际做出的动作相差甚远。

因此，如果练习者想在不依靠老师的情况下实践这个练习，务必要用镜子来克服"不可靠的感官体验"。相对于动觉，我们的大脑更相信视觉。在这一过程中，我们可以逐渐培养和调整自己的本体感觉和动觉。

关于这个体式的警告

过度拉伸常常导致人们在下犬式中受伤。练习者请务必避免在练习中肩关节紧绷的情况。手臂的活动主要通过三角肌来感受（三角肌是手臂顶部的大块肌肉）。

有的人在练习时会扭伤颈部，尤其是在日常生活中本身就习惯于紧绷颈部的人。如果练习者无法保证颈部放松，就应该立即调整并退出体式。否则，练习反而会将颈部紧绷的不良习惯更加固化，使自身无法获得良好协调。

如果人们没有让躯干获得应有的拉伸，就会感到背部紧绷。图 23.1、图 23.3 和图 23.4 展示了如何在不同柔韧度的情况下保持舒展。若出现背痛，则表明练习者正在压迫脊柱，需要立即停止练习，思考一下自己的动作哪里出了问题。

手腕有问题的人在练习时也要务必小心。通常情况下，手腕的紧绷感会随着体式的进行而逐渐放松。但是，并不是人人都能如此。我建议人们刚开始练习这个体式时，时间不要太长。在瑜伽课结束后，观察自己的手腕感觉是否良好。

前臂着地的下犬式变式

前臂着地的变式是对下犬式的一种调整（图 23.6），手腕或肘部受伤的练习者会比较受用。但请注意，练习这个变式同样需要一定程度的身体柔韧性。该变式能有效替代下犬式，但重点不再是肱二头肌，而是肱三头肌。

将前臂平行放在地面上，确保自己能抬起身体，让手臂支撑躯干的整个长度，避免将身体重量压在手臂上。

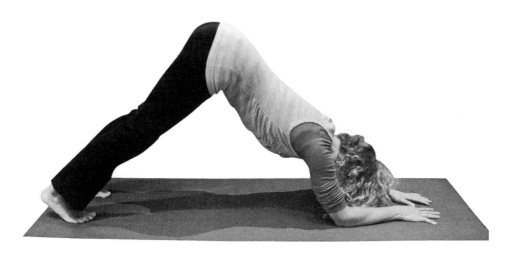

图 23.6　下犬式

下犬式的准备活动

　　不是每种瑜伽体式都能适合所有人，下犬式也不例外。有的人身体太僵硬，无法有效地完成体式，就需要先来培养柔韧度。

　　下犬式的准备体式包括：祈祷式、推椅前倾的猴式以及能够激活腘绳肌和小腿柔韧度的一些体式。身体的舒展度也非常重要，因此需要在生活中注意身体的舒展，再额外练习一些利于扩展身体的体式，如此便能为下犬式打下基础。

第24章 后弯体式

由于人体结构的多样性、局限性和使用习惯的多样性，后弯是团体课中最难教授的体式。

部分人的第五腰椎有一处被称为脊椎滑脱的弱点，这使他们容易发生应力性骨折。椎骨关节间（连接关节面的椎骨小部分）的应力性骨折容易发展为椎骨前移，这种情况称为滑椎症，常常发生在体操运动员和频繁伸展背部人群身上（图24.1）。对于容易出现滑椎症的人群来说，练习后弯体式非常危险。这类疾病的患病率为5%，但不是人人都能获得明确诊断，所以瑜伽老师在指导学员时请务必慎重。

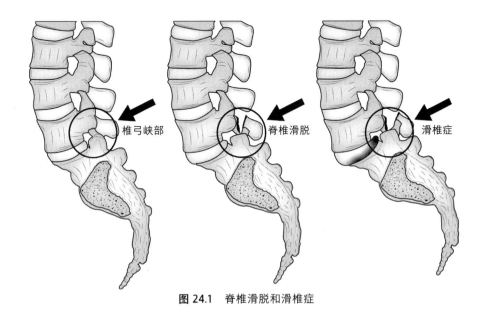

图24.1 脊椎滑脱和滑椎症

患有这种疾病的人会感到腰椎不适，但由于他们已经习惯了，所以平时往往会忽略这种不适，只有当出现剧烈疼痛时，才会引起他们的注意。其实，练习后弯体式对每个人或多或少都会有作用。因为在大多数日常活动中，人们都在将注意力向前引导，甚至是向下引导，这会使我们无法好好自我运用，一整天都在频繁向前弯腰。

多年的伏案工作、烹饪和园艺活动可能会导致屈肌习惯性地缩短，而练习后弯体式会有助于延长屈肌。因此，在日常生活中练习瑜伽后弯体式，以及重新培养姿势和动作，可以让我们更加舒适和放松。

谈到后弯体式，我们非常有必要了解伸肌肌群、最长肌群和髂肋肌肌群的结构及功能。最长肌和髂肋肌共同作用，但在功能上分为胸段和腰段（图 24.2）。

胸段包含大约 75% 的慢肌纤维，而腰段通常是慢肌纤维和快肌纤维的均匀混合。

纤维比例表明肌肉的功能是更适应姿势支撑（更多的慢肌纤维）还是更适应运动（更多的快肌纤维）。胸段的动作线会让脊柱在受到最小压迫的条件下，使肌肉产生最大限度的伸展。腰段的动作线会在伸展的腰椎之间产生强大的压缩剪切力，这使许多人在后弯时直接感到疼痛或压力。

大多数人的位于脊柱腰段的伸肌一直在超负荷运作，有的人则长期处于一种后弯状态中（图 24.3）。事实上，我在瑜伽教

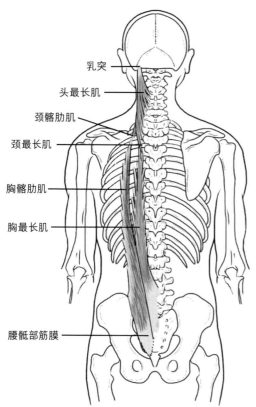

乳突
头最长肌
颈髂肋肌
颈最长肌
胸髂肋肌
胸最长肌
腰骶部筋膜

图 24.2

学过程中发现，与前屈体式相比，大多数学员更喜欢练习后弯体式。人们直立或行走时，最常见的错误就是后倾（请参见第 17 章 "山式与优美仪态"）。即使人们含胸驼背，上背部形成了 S 形弯曲，却仍旧会发生后倾（图 24.4）。腰椎间盘和关节面受到严重过度压缩便是当前人们下背痛的主因。而试图通过 "坐直" 来对抗腰椎的塌陷，只会使腰椎更加过度收缩——所谓的 "腰椎支撑" 通常会加剧腰椎前凸。

　　我们必须清楚，练习后弯体式及任何体式的目的都是使身体进入舒张状态。在后弯体式中，躯干的前面能得到扩展。但无论如何，这种扩展都不应该以压缩背部和脊柱为代价。对许多人来说，由于腰椎之间本身就已经存在受压和变窄情况，所以进行任何后弯动作都有可能给该区域带来更大压力。

　　那么问题来了，哪类人群练习哪种后弯体式才会是安全、有益的？在决定某种特定姿势或移动方向究竟是有益还是危险时，我的基本原则是 "良好"的自我感觉。在我的课堂上，我不断鼓励学员培养对身体感觉的辨别意识，让他们学会区分 "好" 与 "坏"。对于无论是在瑜伽老师指导下，还是通过镜子或视频来观察自己动作的学员来说，这些动作必须从视觉上看起来很协调（如图 24.7 所示，练习者的后弯动作看起来不太好）。

　　我会在本章中列出部分后弯体式，至于没有列出的后弯体式，也请参考这些原则。

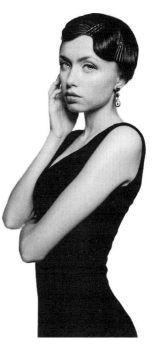

图 24.3

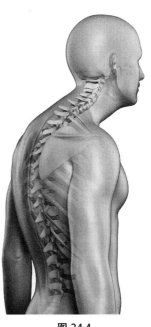

图 24.4

被动后弯

　　这种被动的后弯练习对上背部过度弯曲（后凸）的人非常有效。后弯体式能帮助他们逐渐将身体扩展开来，以免继续过度压迫腰椎。但是，对于上背部凹陷或平坦的人来说，这类体式的作用不大。对于因胸部被前推而变得僵硬的人来说，他们的肋骨已经突出，后弯会加剧这种僵硬，因此这类人应避免练习后弯体式。

　　人们有时将图 24.5 和图 24.6 中的姿势称为"开胸"体式。但是，这种认为"将胸部前推就能打开胸部"的观点其实是错误的。因为对于习惯用这种方式挺胸的人来说，正是这种推动造成了肋骨的僵硬及不灵活。我们可以从图 24.7 中看到，这种姿势是如何将躯干变得夸张和扭曲的。

　　将一条卷好的毯子放在上背部中间。头部支撑可有可无——但对于胸椎比较僵硬的人来说，把头枕在几本书上会更舒适，也能避免颈部过度后弯。上半身逐渐伸展之后，可以去掉书枕（具体取决于练习者的后弯程度和柔韧度）。常规

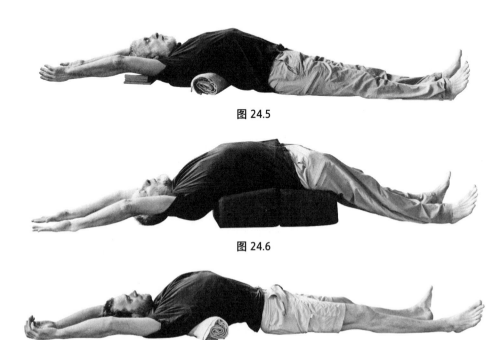

图 24.5

图 24.6

图 24.7

情况下，练习者应伸展双腿，但如果伸展双腿会给下背部带来压力，就应弯曲双腿。双臂可以朝头顶上方的地面伸展，形成从手到脚的伸展（图 24.5）。但如果这样后拉双臂导致肩部区域过度伸展，则应在手臂下面放一块瑜伽砖或用凳子，以将其支撑起来。

此外，还可以将身体置于两块瑜伽砖之上（图 24.6）。瑜伽砖由紧密的泡沫制成，其上表面略有弧度，刚好适应背部后弯。

主动后弯

桥式肩倒立

后弯体式中的桥式肩倒立（图 24.8）适合大多数人练习。

双脚靠近臀部，彼此保持平行并指向前方。抬起身体的同时前推膝盖，确保能最大限度舒展背部。正常情况下，腰部不应有压迫感；如有，则说明身体抬得过高了。练习时，想象椎骨一个个从地面抬起，又一个个落下。

膝关节有问题的练习者可能会感到疼痛，放一块瑜伽砖在脚下便能缓解这种不适，同时还应避免抬腿时将双腿挤压到一起。

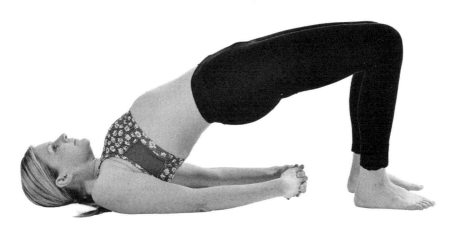

图 24.8 桥式肩倒立

注意事项：

- 桥式肩倒立不太适合肩颈僵硬的练习者。此外，颈部有神经创伤的人也应避免此类体式，以免发生危险。
- 用手握住脚踝会导致肩胛区域变窄，腰椎也会受到过度挤压。练习者应将双臂放在身体两侧，以实现背部的最大宽度，或将手臂放到头部上方的地面上。

眼镜蛇式

由于眼镜蛇式（图24.9）会过度压迫腰椎，所以并不具备普适性。按照标准方式练习时，大部分练习者的骨盆前侧都会贴于地面，然后在手臂帮助下向上、向后伸展躯干。为了"保护"下背部，部分练习说明会提示练习者"用力收紧臀部"。但从亚历山大技巧的角度来看，我们的一切练习都需要以舒展为前提。臀部发力已经超出了该姿势的自然反射。努力"保护"腰椎的结果很可能就是会过度伸展腰椎。

我们需要让整个躯干和颈部正面呈流线型，延展下半身，以避免腰部区域过度收缩，甚至压迫到腰椎区域。身体柔韧的人常常会由于过度收缩颈部而破坏这

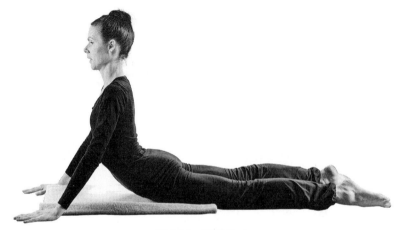

图 24.9　眼镜蛇式

条伸展线。在这个体式中，也难以在头部应用亚历山大指令。因为这个指令主要是为了延伸脊柱，与头部的位置无关。与普通直立式一样，人们在眼镜蛇式中常常会由于头部后仰而向下挤压脊柱。另外，还常常耸肩，致使肩膀太过于靠近耳朵。练习者应拉伸肩胛带，避免过度收紧上背部。练习该体式的诀窍之一是，用垫子把骨盆前部抬高，以减少腰部收缩的可能。

人面狮身式

相对于眼镜蛇式，人面狮身式（图 24.10）对腰部的压迫更小。抬起上身时要均匀用力，避免出现扭曲，并保持躯干的舒展。请务必倾听自己身体发出的信息。我们的目标是让身体打开并充满能量，而非对体式生搬硬套。

俯卧，让身体跟随亚历山大指令慢慢扩展。刚开始不要立刻抬头，应先在脑海中想象，头部抬起时会让脊柱变长。接着，慢慢抬起头部和上半身，并让躯干一直保持在这个长度。不要在腰椎处激活伸肌，而应在胸椎处。然后再撑起手臂来帮助自己向上伸展，这一过程中要持续保持身体扩张。若腰椎有任何压迫感，就表明动作已经超过了自身能承受的范围。

上犬式

与眼镜蛇式相比，上犬式能抬高骨盆，让躯干的延伸直达腿部，从而使髋关

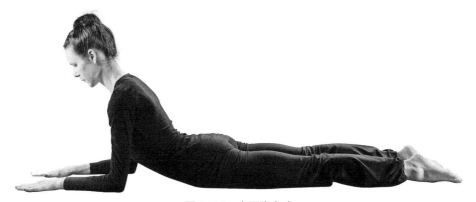

图 24.10　人面狮身式

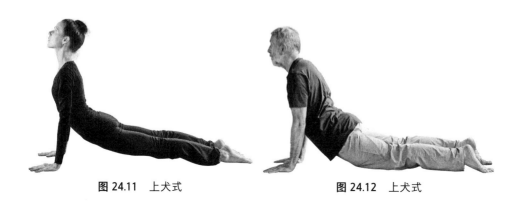

图 24.11　上犬式　　　　　　　　　　　　　图 24.12　上犬式

节更为舒展，腰椎也更不容易受到极度压迫（图 24.11 和图 24.12）。在上犬式中，脚尖应与地面接触，从脚掌开始伸展。如果这个脚部动作令练习者做起来比较困难，可以让脚趾踩地。其他注意事项请参见眼镜蛇式。

蝗虫式的变式

由于蝗虫式会对大多数人的腰部造成压力，所以我一般不会在课堂上教授这个体式。图 24.13 和图 24.14 中的示范者上背部的伸肌非常舒展，所以她做该体式可能不会受伤。但是对于至少 95% 的人来说，这个体式应该和仰卧起坐一起从瑜伽或日常锻炼中去除。斯图尔特·麦吉尔在提到伸展运动对下背部造成的压力时写道："糟糕的是，康复诊所常规的背部伸展课程都需要病人俯卧并伸展四肢。这样会再一次全部激活四大伸肌肌群，并且对本身已经过度伸展的脊柱施加高达 6000 牛顿的压力。这对任何病人来说都是不合理的！"[1] 他继续写道："有几种变式练习既能部分保持伸肌的活动，又能大大减轻脊柱的严重负荷。例如，跪下时将一条腿向后伸展，常常会激活腰椎一侧 20% 的伸肌，并仅施加 2000 牛顿的压力。伸展对侧手臂和腿的鸟狗式也能激活胸部伸肌，并将脊柱负荷控制在 3000 牛顿左右。"（详见第 26 章有关鸟狗式的内容）

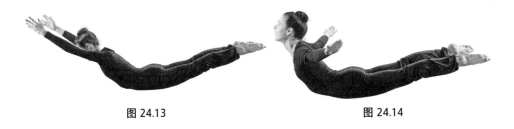

图 24.13　　　　　　　　　　　　　图 24.14

弓　式

相比其他俯卧展背运动，弓式（图 24.15）可能更为有效。积极练习弓式时，脊柱伸展处于被动状态，因为这个体式主要是靠双臂来辅助伸展的。

注意事项：

- 腰部不应有丝毫压迫感。
- 拉伸躯干正面是这个体式的重点。
- 抬腿时，可以在脑海中想象大腿前部正向外延长，这会有助于体式练习。

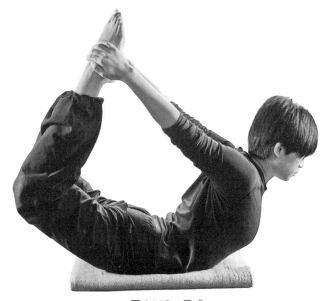

图 24.15　弓式

● 膝盖有问题的人会在练习时感到不适。若感到膝盖疼痛，应立即停止练习。

骆驼式

骆驼式（图 24.16）对腰椎的长度有一定要求，大部分的伸展应发生在胸椎-腰椎交界处及以上区域，以避免腰椎过度受压。可以让脚趾触地，这样就能更容易够到脚跟。也可以把手放在身后的椅子上，从而让这个体式做起来更加舒适。与大多数后弯体式一样，骆驼

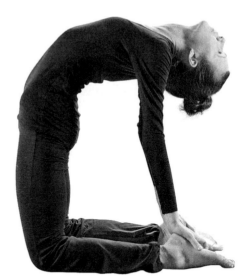

图 24.16　骆驼式

式对于习惯性挺胸或下肋翻出的人来说并不友好。除此之外，对于腰部本身就高度紧绷的人来说，骆驼式不仅无效，而且相当危险。

上弓式 / 轮式

上弓式是一种非常美妙的后弯体式（图 24.17），但只有少数人可以做到。因为能把身体置于这种姿态中并不等于我们真正适合这个体式，上弓式会对大多数人的腰椎造成难以承受的压力。

我们有时会在课堂上帮助学员摆成这个体式，帮助他们的脊柱获得更多伸展（图 24.18）。

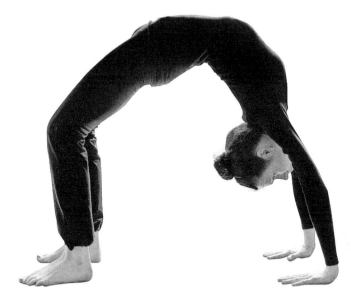

图 24.17　上弓式

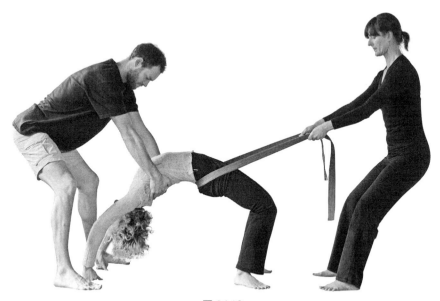

图 24.18

第 25 章　侧弯体式

侧弯体式有助于打开胸腔和肋骨，通过肩胛带释放更多的自由，并让躯干侧面得到扩展，是非常好的体式系列。侧弯体式的种类很多，在此我仅介绍其中几种，其中的注意事项也适用于其他未提及的侧弯体式。

坐立侧弯式：头碰膝扭转前屈伸展坐式

头碰膝扭转前屈伸展坐式需要坐在地面上练习。与所有同类练习一样，大多数人都需要在臀部下面添加一些支撑物（图 25.1 和图 25.2），让臀部抬高至能将体重集中到坐骨上的程度，从而有助于脊柱的拉伸。

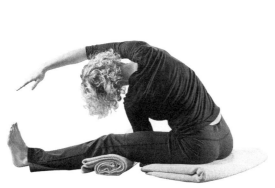

图 25.1　头碰膝扭转前屈伸展坐式

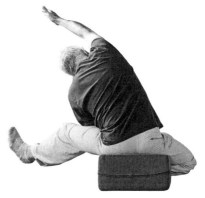

图 25.2　头碰膝扭转前屈伸展坐式

练习时，通常需要弯曲一条腿，并将另一条腿朝外侧伸出。对于有膝盖问题而无法屈膝的人，可以将双腿向身体两侧伸展出去（图25.3）。与所有体式一样，首先应引导颈部放松，让整个躯干处于舒展状态。然后弯曲左腿，伸直右腿，抬起左臂的同时让躯干向右侧倾倒，注意保持背部伸展。然后，保持这种舒展状态，并向左倾倒。

这个体式的完成程度取决于练习者的柔韧度（图25.1—图25.4），无论能侧弯到什么程度，都应保持良好伸展。对于身体非常僵硬的人来说，简单地将手臂举到空中就能获得足够的侧向伸展。务必避免压迫体侧——体侧的确处于弯曲状态，但绝不应该有丝毫的压迫感。左臂不需要完全伸直，如果练习者身体不够柔韧，可以稍微弯曲手臂。但是随着体式的进行，手可以向右脚方向努力移动。务必避免对体式的完成形态生搬硬套，不要为了抓住脚而过度伸展身体。

常见错误与注意事项：

- 手臂拉到脑后太远是最常见的错误，这会导致肩胛带和背部变窄、受压。这种错误操作不能让手臂直接向上伸展，而只是拉伸到背部的浅表肌肉。一旦手臂位置得到纠正，就会产生侧面的拉伸感。我无法建议手臂的"正确"角度，因为这通常因人而异。对于身体非常僵硬或肩颈区域不够柔韧的人来说，手臂可能需要很努力才能慢慢做好这个姿势。手臂处于正确位置的一个标志是：身体侧面有拉伸感。
- 与所有体式一样，我们需要让整个背部保持最大限度的伸展。如果过度收缩背部，便会给椎间盘造成很大的压力，进一步加剧腰部肌肉的紧绷。

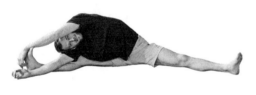

图25.3

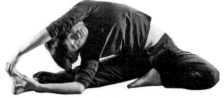

图25.4

●胭绳肌紧绷的人可能只会感
到右腿胭绳肌的拉伸感。而
且，由于无法充分活动，可
能无法体验到身体侧面的完
全拉伸。若发生这种情况，
应微弯右腿，使身体能侧向
右边。膝盖有过度伸展倾向
的练习者，应在膝盖下面垫
一条毯子，以减轻膝关节压
力（图 25.1）。

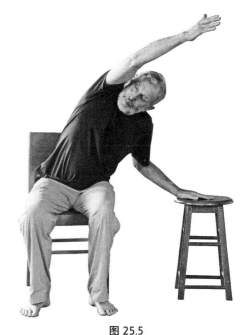

图 25.5

头碰膝扭转前屈伸展坐式的变体

对于身体非常僵硬的人来说，可以
选择坐在椅子上练习侧弯体式，这样相对容易一些（图 25.5）。在这一过程中，
在弯腰这一侧提供另外一把椅子作为支撑会更有帮助。练习者需要全程向上伸展
身体，保持背部开放。

站立侧弯式：半月式

以协调的直立姿势站好，这是所有站立体式的前提。双腿微分，脚尖朝前，
轻松站立。如果打算向右侧弯，则先稍微向左旋转躯干和骨盆，举起左臂，使其
与整个躯干延伸为一条线。与坐姿一样，向右侧弯时，请确保躯干左侧有伸展
感。务必避免膝盖交锁。

可以用椅背作为另一只手的支撑（图 25.6），或是让这只手臂沿着腿的侧面
滑动（图 25.7）。

这个体式可以调整为：侧弯到一定程度时，举起双臂向上伸展（图 25.8）。

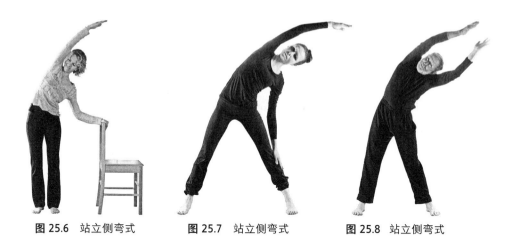

图 25.6 站立侧弯式   图 25.7 站立侧弯式   图 25.8 站立侧弯式

当然，这样的调整对身体力量有一定要求。

常见错误与注意事项：

- 与坐立侧弯一样，练习者需要确保手臂的伸展能让整个躯干形成清晰的线条。
- 在半月式中，背部如果出现过度伸展会非常危险，这会导致腰椎过度收紧，并对下脊柱的关节面和椎间盘造成压力。

门闩式

门闩式是侧弯体式的另一个直立版本（图 25.9）。

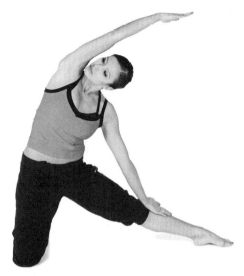

图 25.9

- 以跪姿作为起始位置，左

脚向外侧伸出。理想情况下，左脚应直接指向左方，整个脚掌贴在地面上。如果我们可以在完全不扭曲和过度伸展膝盖的情况下做到这一点，那就非常理想；若无法做到，就需要调整腿和脚，以免造成膝盖拉伤。大多数人的脚会微微指向正前方。

- 举起右臂并尽量向上伸展，避免过度伸展而影响到背部或肩胛带的宽度。

- 向左伸展，髋部微微向左，左手放在腿上。深入这个体式时，头部和右臂的相对位置不应有明显变化。

仰卧侧弯式：侧卧半月式

我常常称仰卧侧弯式（图 25.10）为"香蕉式"，因为它的形状非常像香蕉。它非常简单，大多数学员都可以练习，包括由于肩颈受伤而无法进行其他侧弯体式的学员。

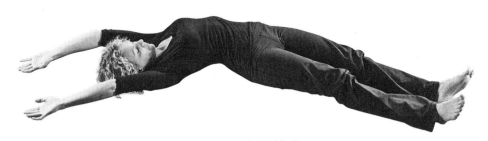

图 25.10　仰卧侧弯式

第26章 跪立体式

猫　式

有人说猫式能增加脊柱的柔韧度，但是它的弯曲方式会加重脊柱原本向前凸的习惯，在后弯时还会过度收缩腰部。猫式可能对部分人（但绝非每个人）有效，只要练习者能在体式中有意识地调整整个脊柱。无论往哪个方向移动，如果过于极端，都会加重练习者本身的误用习惯。

- 以完全拉长整个脊柱的姿势作为起始位置（图26.1），双臂与肩同宽并置于地面，手指指向前方，膝盖分开且与骨盆同宽。记住，充分伸展躯干比四肢的准确位置更为重要。
- 向前移动，拱起背部，同时注意背部比较僵硬的部位。大多数人的腰

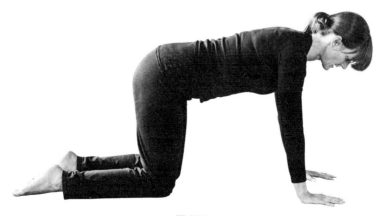

图 26.1

部会属于僵硬区域。(图 26.2)。

- 回到起始位置，慢慢让背部下凹。同样要尤其注意背部比较僵硬的部位。大多数人应重点伸展胸椎，尽量减少腰椎区域的伸展（图 26.3）。
- 返回起始位置并重复五次。

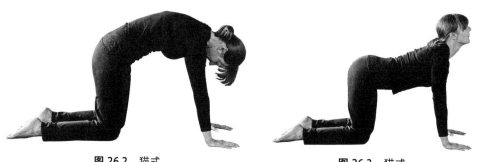

图 26.2 猫式   图 26.3 猫式

鸟狗式

鸟狗式源自力量训练和普拉提，常用来强化"核心"。如前所述，任何从头部到全身的协调运动都能起到强化"核心"的作用。练习时，请务必注意脊柱的运动，使其在保持身体自然曲线的前提下获得充分伸展。如果练习得当，这种伸展能在不过度收缩腰椎的前提下加强背部伸肌。此外，这个体式还能额外锻炼到腹部以及躯干深层的姿势肌。

- 该体式的起始位置与猫式相同，确保躯干处于伸展状态（图 26.1）。
- 发送指令，让头部继续向前、向外释放，使整个躯干变长、变宽。慢慢向后伸展后腿，直到又长又紧实的状态，再将它抬起。后腿的高度不应高于髋部，也不应采用扭曲骨盆的方式来抬高或降低后腿。
- 缓慢抬起并伸直对侧的手臂。如果我们可以在这个过程中做到不抬起肩胛带或失去躯干的长度，便可以将手臂抬至与地面平行的高度；若不行，务必先保持身体的协调和舒适性，再尽可能地抬高手臂。

- 轻轻地将手臂和腿放回起始位置，务必在动作全程保持身体长度。
- 对侧重复。

评论：

- 练习者往往很难全程保持躯干长度，腰部容易塌陷。若没有老师的观察指导，可以使用镜子来纠正自己的动作。
- 在维持躯干伸展的前提下，尽可能抬起手臂和腿。如图 26.4 所示，尽管练习者的腿部已经抬至与地面平行，但是这是以牺牲腰椎的稳定性为代价换来的结果。图 26.5 中练习者的协调性更好。
- 在培养自身协调能力时，我们可以先试着单独抬手臂或抬腿。待姿势足够稳定之后，再慢慢抬起对侧手臂或腿。

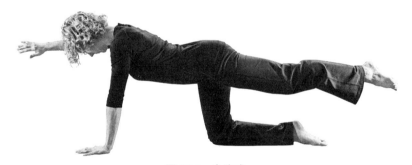

图 26.4　鸟狗式

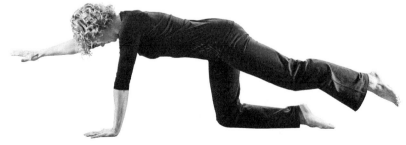

图 26.5　鸟狗式

股四头肌伸展式

股四头肌伸展式能有力拉伸大腿前侧（图26.6）。练习者应将注意力集中在大腿与躯干的连接处。伸展线会从大腿前侧穿过躯干，一直延伸到举起的手臂。

- 右腿跪地，将右脚背贴在身后的墙壁上，膝盖尽量靠近墙壁。可以在膝盖和地面之间放一块毯子以保护接触面。尽可能使脚尖指向天花板。将左脚放在前面的地面上，左腿屈膝呈直角。随着贴墙这条腿大腿的有力拉伸，对侧躯干会有缩短趋势。将贴墙腿这侧的手臂举起，会有助于保持对侧躯干的开放和扩张。
- 将骨盆和躯干移向墙壁。这个体式可以演变为让前脚再往前一步，形成弓步，从而使右大腿的拉伸感稍有不同。

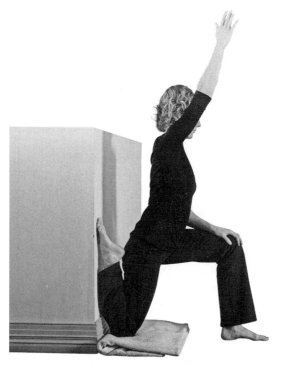

图26.6 股四头肌伸展式

观察与注意事项：

- 务必注意膝盖是否有压迫感或疼痛感。如果膝盖下面的毯子无法缓解压力或疼痛，请立即退出这个体式，换其他体式练习。本书前面章节提到的战士一式及下方的舞王式（图26.7）也能达到类似的伸展效果。
- 尽量让背部靠近墙壁，务必避免过度伸展腰椎。可以考虑将骨盆推向墙壁，不过骨盆僵硬的练习者可能难以做到这一点。

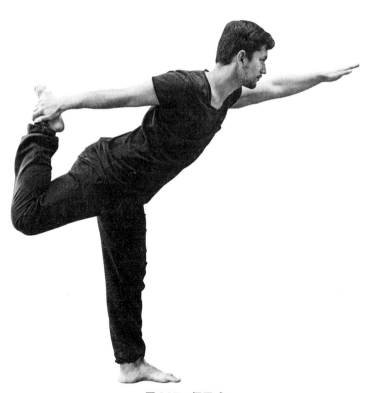

图 26.7　舞王式

第 27 章　髋关节伸展体式

髋关节活动范围受限是许多练习者盘腿时面临的挑战之一，盘腿会让膝盖在外旋的同时受到巨大压力。髋关节伸展体式会帮助增强人们在旋转时的柔韧度。

鸽子式

以下介绍该体式的基础版本，至于它的进阶版，暂不在本书阐述。

1. 跪在地上。
2. 旋转并弯曲右腿，使右脚与左腿大腿在一条直线上，将左腿向后伸直，尽量保持弯曲腿的膝关节张开（图 27.1）。
3. 请参见以下两种前屈方式：在躯干不塌陷的前提下尽量前屈躯干（图 27.2），确保不过分收紧腰部的前提下尽量往上延展躯干（图 27.1）。

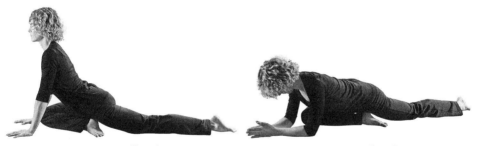

图 27.1　鸽子式　　　　　　　　　　图 27.2　鸽子式

评论：

- 做这个体式时，务必不能使膝关节受到丝毫压迫。膝盖有问题的练习者可能会难以进行这个体式，如果感到膝盖疼痛，应换成替代体式。
- 通常情况下，弯曲腿的臀部能获得强烈拉伸感，如果练习者感到腹股沟受到拉伸或臀部疼痛，则说明这个体式很可能造成伤害。
- 如果感觉不到伸展，请将后腿进一步向后伸展。

站立鸽子式

如果练习者在做坐姿鸽子式时出现膝关节拉伤，则可以将弯曲的腿放在桌子或椅子上来练习。站着练习鸽子式能让膝关节的角度更宽，不容易出现拉伤或损伤。

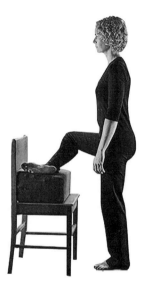

图 27.3　站立鸽子式

- 站在桌子或椅子旁，将右腿放在上面并屈膝。右脚掌与左大腿对齐，可以稍往前放，使屈膝形成一个大角度。确保左脚正对前方（图 27.3）。
- 引导颈部放松，头部向前、向上移动，引导整个躯干随着自己的前屈而变长、变宽。如果练习者臀部的拉伸感已经很强烈，则不需要再前屈。请绕髋部向前屈体，不要以膝关节为屈曲点。
- 抬起手臂可以增加躯干的延展度（图 27.4），但若练习者承受不了，可以放下手臂。

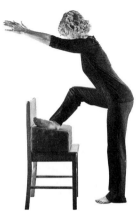

图 27.4　站立鸽子式

评论：

- 再次强调，屈膝时务必避免出现丝毫疼痛或压力。
- 练习者常会错误地绕着站立腿的脚踝向前屈体，正确的屈曲点应该是髋关节，这样才能减轻膝盖的弯曲度，确保身体一直位于站立腿的正上方。

靠墙臀部伸展式

若练习者在上述体式中仍会感到膝盖疼痛，可以选择以下这种臀部伸展式。这个体式既能重点拉伸臀部，也不会让膝盖承受压力。

- 在离墙一定距离的地方躺下，将头枕在书上，右腿蹬在墙上。
- 抬起左脚，放在右大腿上。
- 弯曲右腿（图 27.5），保持骨盆水平且向前旋转的状态，以免腰椎被压向地面。

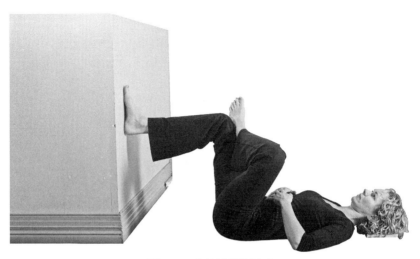

图 27.5　靠墙臀部伸展式

第 28 章　倒立体式

"爸爸，您已经老了，"年轻人说，"您的头发已经全白了，却还在不停地倒立。您都这把年纪了，这样做真的合适吗？"

"我年轻的时候，"父亲威廉回答他的儿子，"担心倒立会伤害大脑，但现在我连脑子都没了，再做多少遍倒立都行。"

——刘易斯·卡罗尔（Lewis Carroll）

严格来说，头部低于躯干的体式都属于倒立体式。许多体式被归为倒立体式，包括下犬式和站立前屈伸展式等。但是在本章中，我们只讨论头倒立式、肩

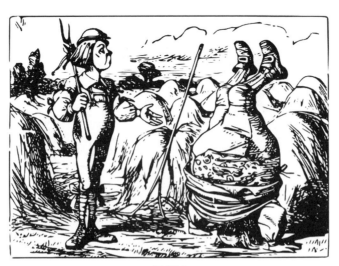

图 28.1

倒立式以及这两种体式的一些变式。此外，还会提到一些手倒立式，这些手倒立式不易诱发动脉、关节、神经和颈部及其他脆弱部位受损。容易受伤的人可以练习手倒立式和肩倒立式。

　　与本章开头的老父亲威廉不同，我们都还有大脑。有关受伤的章节中提过，手倒立式和肩倒立式可能会产生罕见但严重的副作用——损伤大脑这个美妙的器官。为了加深理解，请看标准颈椎图解（图 28.2），尤其注意看横突上的小孔（洞）。椎动脉从第六椎骨（有时是第七椎骨）穿过这些孔，一直延伸到颅骨（图 28.3）。椎动脉血流中断或发生撕裂时就会产生血凝块，当血凝块到达大脑时便会引发中风。这种情况常见于颈部受创之后，在颈椎推拿治疗之后偶尔也会发生这种状况。

头倒立式

　　艾扬格在其哈他瑜伽教材中将头倒立式称为"所有体式之王"。[1]然而，当代瑜伽练习者都非常了解这种体式隐藏的巨大风险。其实，有的瑜伽风格完全不需要练习倒立体式（克里帕鲁瑜伽、热瑜伽、维尼瑜伽、昆达里尼瑜伽和亚历山大

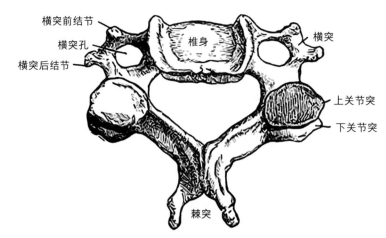

图 28.2　颈椎：椎骨俯视图

瑜伽）。艾扬格所提倡的把所有体重都压在头上的练习培训 [2]，幸好在我参加的艾扬格课程中没有被接受。

关于我们的身心究竟如何从头倒立式中受益，艾扬格列出了一份令人印象深刻的清单。但迄今为止，还没有多少实验能确定其中所涉及的生理机制。

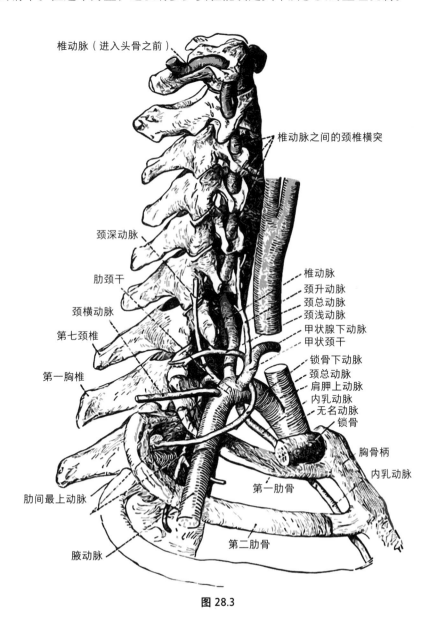

图 28.3

在古代坦陀罗对这个体式的解释中，提到了存在于第七脉轮——顶轮的不朽甘露（amrita）是如何穿过身体中心，被腹部火焰消耗掉的。倒立体式练习有助于保留住体内甘露，进而留存能量以达到延年益寿的效果。无论我们如何理解这种传统解释，或是从生理学角度去解释这个体式的好处，有一点都是毋庸置疑的：如果能舒适轻松地练习头倒立式，它确实会让我们的身心获得明显镇静。

头倒立式可能的确对一小部分人非常有益。但是，这个体式对我本人和我的大多数学员并无太多作用，所以我在此并未详细介绍这个体式。

肩倒立式

肩倒立式是又一种经典倒立体式，艾扬格也引用古代教材将其描述为"体式之母"和"治疗常见疾病的灵丹妙药"。[3]

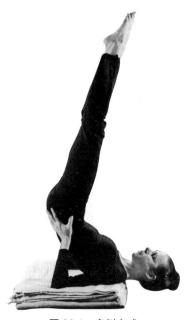

肩倒立式对颈部脆弱的椎骨、椎间盘、神经和血管都会造成潜在受伤风险。与头倒立式一样，如果练习不当，肩倒立式有可能造成灾难性的脑损伤（虽然概率很低）。据艾扬格描述，一些瑜伽课仍然在教授这种体式，即躯干垂直向上，由颈部来承受全身重量。我参加的艾扬格课程在练习肩倒立式时，学员们会在肩膀下面垫三条折叠的毯子，头部则放在地板上，这样能在一定程度上减少颈部的过度拉直。但是，如果躯干从这个体式中垂直抬起，颈部仍然会过度屈曲，进而导致这个部位随着时间的推移而受损。

图 28.4　肩倒立式

颈部有问题或长期紧绷的练习者应避免任

何形式的肩倒立式。部分练习者可以稍微调整这个体式以进行练习。比如当头部
靠在地板上时，在颈部下面铺设毯子；抬起躯干时与地面的角度不超过 90°，由肩
部（非颈部）来承担大部分体重（图 28.4）。请务必全程觉察自己身体发出的信息。
与其他体式系列（前屈、后弯、侧弯和扭转）不同，这个体式应该会比较舒适，
因为动作中不涉及拉伸或扩张任何特定的线条。

　　练习者需要意识到体式对全身的生理性影响，并注意颈背区域是否出现任何
压迫感。练习者也可以用一把椅子来支撑自己的身体（图 28.5）。另一种对大多
数人有效的微调方式是将腿举到空中，并在骨盆处放一块卷起来的毯子或瑜伽砖
（图 28.6）。尽管如此，一些颈部问题严重的练习者会发现，即使微调姿势，颈部
还是会受压。若出现这类状况，则应避免练习这个体式。

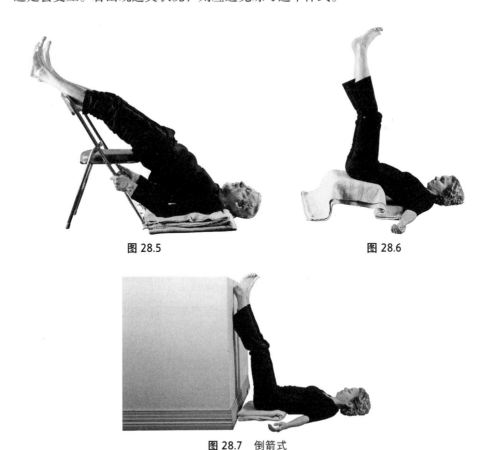

图 28.5　　　　　　　　　　　　　　　　　　图 28.6

图 28.7　倒箭式

倒箭式

练习者可以在骨盆下放一块瑜伽砖或垫子，也可以让骨盆直接接触地面。颈部有问题的练习者可以参考半仰卧屈膝式，在头部下面枕几本书（图 28.7）。

手倒立式

手倒立式（图 28.8）并不是经典的瑜伽体式，通常出现在偏挑战形式的瑜伽练习中。这种动态体式不仅能增强手臂力量，而且与高强度的后弯体式一样，能激活整个身体系统。刚开始，我们可以靠墙练习手倒立式。在练习过程中，除了难以维持平衡之外，腰椎也容易受压。因此练习者需要激活双腿肌肉，避免腿部重量下压躯干，而要尽量垂直向上伸展。

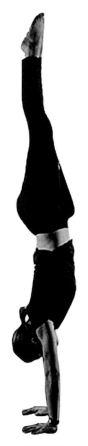

图 28.8
手倒立式

半倒立式

我们可以先背靠墙壁坐下，伸直双腿。脚掌当前的位置就大约是做半倒立时手部支撑的位置。然后，我们将双手放在脚的这个位置，让腿沿着墙壁往上走，直到双腿与躯干形成直角。伸直双腿，将脚掌压向墙壁，手臂用力将身体向上推。

这个体式（图 28.9）非常有助于练习者调整脊柱的长度和延展度。如果体力条件较好，脊柱侧弯的患者会从该体式中受益。因为这种姿势会让大脑感到困惑，不知道该如何将脊柱保持在正常位置，从而让脊柱有机会重新调整。在我的瑜伽课上，我常常帮助练习者做这个体式，以让他们培养出力量和自信。

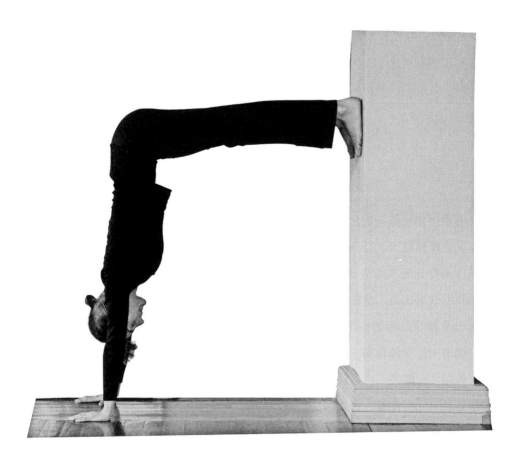

图 28.9 半倒立式

血压与倒立

在瑜伽界，关于倒立与血压等安全性问题一直存在诸多讨论。在练习头倒立式和肩倒立式时，血压最初的确会上升。但是对于有经验的练习者来说，几分钟后血压就会下降至略高于最初静止状态的水平。斯瓦米·库瓦拉亚南达（Swami Kuvalayananda）于 1926 年发表了关于这个主题的研究。图 28.10 显示了健康的及有经验的头倒立练习者的血压读数。肩倒立练习者的读数也很类似：开始时略高，5分钟后略低。当然，做任何有氧运动都会使得血压上升，医生也会鼓励高血压患者做有氧运动。但是，人们比较担心倒立体式会增加颅内压。对于血压不受控制的人来说，最好还是避免这些体式。

眼睛与倒立

有视网膜脱落倾向的练习者应避免包括下犬式在内的一切倒立体式，因为这些体式会增加眼压。做倒箭式时不在骨盆下面放支撑物或许稍微安全一些。人们普遍认为青光眼患者应该避免倒立。但是2007年发表在《瑜伽》杂志上的一篇文章并不这么认为，这篇文章引用了弗吉尼亚州白金汉市综合健康中心主任、医学博士桑德拉·阿姆丽塔·麦克拉纳汉（Sandra Amrita McLanahan, MD）的说法，她是一位瑜伽长期练习者。这篇文章认为，倒立体式能促进血液和淋巴液在眼内的循环，能使"由液体循环障碍引起病症的"青光眼患者和"由晶状体中自由基集聚形成病性的"白内障患者受益。但是，她警告患有窄角青光眼的人不要练习头倒立式。[4]

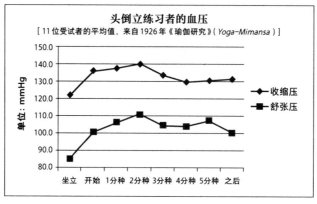

图 28.10

　　但是，大多数瑜伽专家认为，眼压升高，尤其由头倒立或肩倒立引起的眼压升高，意味着倒立体式仍旧是青光眼患者的禁忌。《英国眼科学杂志》（ *The British Journal of Ophthalmology* ）发表了一篇案例研究：一位广角青光眼患者进行头倒立治疗后病情恶化，停止治疗后病情好转。他们的建议是："患有青光眼的患者最好不要做倒立（头朝下）练习。"[5]该杂志还公布了其他一些提供同样建议的案例。

第 29 章　支撑体式的各种变式

本章会重点介绍一些支撑身体的体式（如下犬式和手倒立式），这些体式有助于培养手臂力量和躯干姿势肌。相对其他练习，力量训练和负重训练更加突出，因为向骨骼施压的过程会刺激成骨细胞（造骨细胞）生成新的骨骼。随着人们年龄的增长，骨骼的密度会呈下降趋势。到了老年阶段，就会出现骨质疏松症，骨折发生概率也会越来越高。髋部、前臂和胸椎是最常见的骨折部位。在 50 岁以上的女性中，约有 50% 的人会发生髋部、手腕或椎骨骨折。

如果能将一系列的直立负重练习做好，就有利于保持腿部、髋部和脊柱的骨密度。在练习中加入能增强手臂、手腕力量的体式，也对促进骨骼健康有益。因为我们需要保证整个体式的稳定，这些练习会有助于锻炼躯干的姿势肌。对于手腕虚弱的人来说，其中一些体式可能存在危险。因此在练习时请务必谨慎对待，是否应终止或调整练习要视情况而定。

四柱式

在阿斯汤加瑜伽中，四柱式（图 29.1）是经典拜日式的组成体式之一，但其实这个体式也可以单独练习。

• 从高位斜板式开始（图 29.2）。

- 慢慢降低躯干和腿，在距离地面几厘米的地方停下，保持与地面平行。
- 保持躯干的延展，并让肘部靠近身体侧面。也就是说，我们必须要保持腰部扩张与肩胛骨区域的宽度。
- 在这个体式停留几次呼吸的时间，在颈部变得紧绷前退出体式，否则难以保障躯干处于延长状态。
- 慢慢降低躯干，将身体落在地面上，保持放松。或者保持颈部放松和躯干延展的状态，继续进入上犬式或下犬式。

注意事项

在进行这个体式时，人们常常会出现塌腰、颈部紧绷或是挤压整个肩胛骨区域的情况。如果我们无法避免这些状况，则最好练习一些比较简单的支撑类体式。

腰部塌陷和颈部紧绷通常是由错误的动觉或手臂肌肉和躯干肌肉紧张造成的。随着时间的推移，这两个问题都能得到很好的解决，而且可以逐渐让练习者

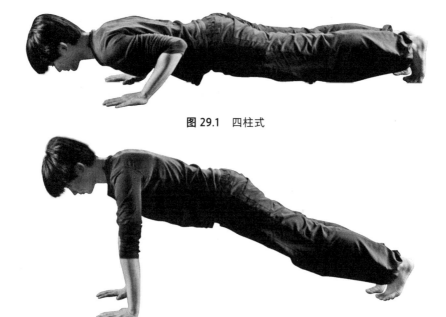

图 29.1　四柱式

图 29.2　高位斜板式

形成良好的体态。

　　而对于上背部本身就有紧绷问题的人来说，这种结构性问题难以避免。这类人群的胸线本身就处于长期凹陷状态，除非他们能做到在练习体式时不会加重凹陷，否则应该避免练习这类体式。

斜板式

　　斜板式（图 29.2）相对四柱式更容易练习。再次强调，请务必全程保持躯干舒展。在不影响协调性的基础上，坚持得越久越好。

其他支撑体式的变式

　　若练习经典支撑体式有难度，可以从双膝着地的改良版开始。这样会使前臂

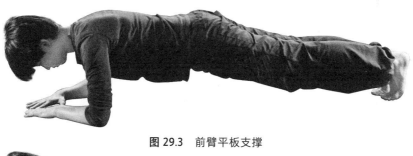

图 29.3　前臂平板支撑

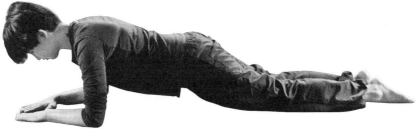

图 29.4　前臂平板支撑（双膝着地）

更容易保持平衡（图 29.3），承重更少（图 29.4）。而如果练习者连练习改良版都会出现紧绷和腰椎塌陷，再进行更高阶的体式就毫无意义了。

侧板式

练习者可以从以下两种方式中选择其中一种来练习：

1. 以下犬式为起始位置，向右转体，让左脚和左手支撑自身重量，将右手置于右髋（图 29.5）。
2. 侧坐在地面上，让左手与地面接触，然后慢慢伸直身体。右脚应置于左脚上，但是也可以选择将右脚置于左脚前面，后一种方式更容易帮助把握身体平衡（图 29.6）。

评论：

- 负责支撑的那只手臂不要直接放在肩膀下面，而应稍比肩膀靠前。手臂应伸直，务必避免肘关节交锁。
- 整个身体应该从头到脚形成对角线。

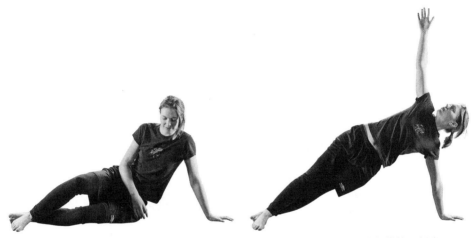

图 29.5　起始位置　　　　图 29.6　脚置于前方的简易版本

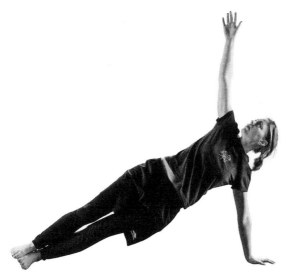

图 29.7　完整版本，双腿交叠

- 将右臂举至空中时，保持肩胛骨区域的宽度和延展度，同时扩展背部。因为人们常常容易在这个体式中收窄背部。

- 如果这样做起来完全没有压力，练习者可以转动头部看向手指（图 29.7）；如果无法转头，保持头部向前即可。

- 在这个体式中保持六次呼吸的时间，如果感到疲劳，则意味着全身的长度、延展度和自由度都在减少，应结束体式回到起始位置（也可以转到下犬式或侧坐在地面上）。

- 脊柱侧弯患者在练习时应根据自己的情况只进行其中一侧练习。最近一项研究表明，通过这种不对称的方式来加强主曲线的凸侧，可以显著缓解脊柱侧弯。[1]

反台式

版本一：

- 在地面上坐直，双腿向前，手掌与地面接触，手指朝前。

- 将重心转移到手臂上，抬起躯干使其离开地面，脚掌正对地面。大多数人无法将脚掌完全与地面接触，但也不必勉强。
- 保持头部向前。在保持舒适的前提下，再将头往后仰（图29.8）。

版本二：

- 这个版本与版本一类似，只是最开始时需要让脚掌贴在地面上，然后屈膝并抬起躯干（图29.9）。

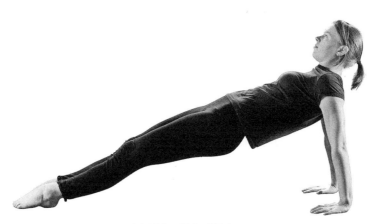

图29.8　反台式版本一

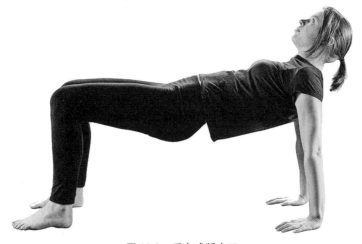

图29.9　反台式版本二

温馨提示：

- 练习常规支撑体式时，练习者很容易塌腰。但练习反向支撑时，要注意避免过度伸展，即过度上推腹部，让下背部抬高太多。确保自己的全身保持一条简单、柔韧的扩张线，双腿伸直或微弯均可。
- 尽管体式说明会提到让练习者仰头，但这其实并不太适用于大多数人，因为几乎所有人都会将仰头做成后仰颈椎。所以，让头保持直视前方即可，消除颈部压力。
- 这个体式能有效伸展手腕。如果手腕本身有问题，则须小心进行。

结　语

　　将这些内容落在纸上，整理好照片和示意图，让读者能获得一种整体学习体验，是一段相当漫长的旅程。多年来，我一直打算写这样一本书。直到 2014 年年初，我才清楚地意识到除非我对自己做出坚定的承诺，制定出详细的时间表，否则永远也写不出这本书来。要定论这项技巧本身就比较困难，所以让我来汇总这本书也并不容易。练习与教授瑜伽和亚历山大技巧的美妙之处在于，我们脑海中会不断涌入新的理解和见解。这些新的见解会改变甚至取代我们之前的理解。我喜欢对于"专家"的一种定义——"深入研究某一学科的人能充分意识到自己始终知之甚少，知无涯而生有涯"。我就是这种类型的"专家"。

　　亚历山大技巧给予了我宝贵的技能，让我能够通过自己的双手向学员们传达非常微妙的动觉信息。我在过去 30 年的教学过程中非常依赖这项技能，而且一直在不断完善这项技能。但是我无法将这项技能深入写作中，仿佛一个工具被剥夺的人只能被迫用语言和图片来描述这项工作。要将这些想法表达到位，我不得不一再地进行补充描述。但由于语言表达的限制，动觉层面的信息仍旧难以具体传达。以下是奥尔德斯·赫胥黎（Aldous Huxley）描述自己向读者充分传达亚历山大技巧时所面临的挑战：

　　　任何语言都无法透彻表达这种不断变化的技巧，这种技巧需要通过师生之间长期积极的教学配合，才能让人从感官上获得体验。一个人无法描述自己看见红色的体验感。同样，人们也难以描述改善身体协调这种更为复杂的体验。[1]

除了亚历山大自己的四本书，市面上还有大量关于亚历山大技巧的书籍。其中一些书籍非常好，但并没有深入地描写如何将亚历山大技巧应用于瑜伽练习中。我希望本书能够弥补这一空白，对瑜伽老师和亚历山大技巧老师以及认真探索这些领域的人们有所帮助。

亚历山大的工作和著述受到了当时医学、解剖学、心理学、神经学和进化论的影响。他的第一本书创作于100多年前，从他去世至今也已经过去了60多年。从那时起，许多新的发现进一步阐述了亚历山大的工作。这些发现并没有改变我们处理变化的基本性质，而是进一步揭示了这门学科的发展过程。多年来，我一直关注着这些发展。了解一些最新的文献和研究，并将亚历山大技巧、瑜伽和冥想练习等一系列领域联系起来，这是非常有趣的过程体验。

瑜伽练习本身已经延续了几千年，从一种与今天完全不同的前瞻性世界观发展而来。与亚历山大技巧一样，瑜伽的核心见解、概念框架都来自深度的自学和调研。但是这两个系统的哲学和概念框架都次要于具体修持，修持是将这两个系统的重点转回到心理、物理过程以及注意力和意志的流动，这些过程是我们生活质量的基础，这些修持让我们具备了一定的控制能力。

至于修持对生活的实际控制能力，我认为在处理这个问题时，必须比某些哈他瑜伽文献、亚历山大的某些积极主张以及某些自助书更谦逊一些。这些书籍都暗示出人类有获得健康和幸福的超能力。穆斯林倾向于用"神的意愿"一词来限定预期结果，在我看来，这种说法似乎是在这方面表达了必要的谨慎和敬畏。

对瑜伽和佛教正念练习进行了大量探索之后，亚历山大技巧进入了我的生活，弥补了我生命中缺失的部分。这种技巧让我能觉察并控制自己的身体，这是我以前从未想过的。亚历山大技巧为我提供了培训工具，让我专注于身心之间的相互作用。它支持现有的练习，并且可以广泛应用于日常生活中。以前我的脊柱弯曲程度每年都在恶化，亚历山大技巧完全扭转了这一恶化过程。我完全笃定，自己能在70岁还保持身体健康，不出现任何明显的病痛，而这要全部归功于瑜伽和亚历山大技巧。

我感到非常幸运的是，自己回到澳大利亚时，刚好赶上了在悉尼开设的第一期亚历山大技巧教师培训课程，恰好我能够抽出三年时间全身心投入这个培训。我更有幸能开设私人练习班、亚历山大瑜伽训练班以及教师培训学校，因此得以与许多人共事。

学员们学习亚历山大技巧的初衷五花八门，许多人主要是为了摆脱痛苦。通常情况下，他们只需要参加几堂课就能识别出自己痛苦的原因，并了解到自己又是如何在这些误用习惯中进一步继续加深痛苦的。这些识别信息能让他们终止自己的不良习惯并解决问题。还有一些学员想通过亚历山大技巧改善体态，以防止未来出现问题；有的学员是为了克服嗓音问题；有的学员是想要学习改善慢性疾病的技巧；有的学员是为了提升自己在表演艺术、公众演讲或运动方面的技能；有的学员则是为了进一步巩固自己当前的精神状况或个人状态。

我十分荣幸能与这群人共事，并且很高兴看到他们身上发生的巨大转变。在亚历山大技巧课程开始时，大多数人想知道"这需要多长时间"。很多时候，我们很难向学员们解释，这其实是一项没有终点的练习。我也许可以预估出多长时间练习能显著减轻他们的疼痛或恢复他们的发声功能，但练习者唯有坚持这项技巧，才能真正"获得"这项技巧。也就是说，人们不会再回到之前浑浑噩噩的无知状态，因为训练让他们增强了对自身活动的意识，提高了动觉敏感度，这种状态已经成为他们后天培养出的天性。提高敏感度、增强意识其实是一件喜忧参半的事情，因为在这一过程中人们的缺点会更加突出，但是这也是变化、培养和完善过程中所必须经历的事情。

跟许多其他的自助书籍不同，我没有在本书中列出一些有"显著疗效"的案例。但是我的确目睹过一些堪称奇迹的案例，比如：帕金森患者走出房间时全然忘记自己需要拄拐杖；人们重返了自己热爱的职业和活动（之前因为受伤而放弃）；患有慢性疼痛的人学会了如何减少痛苦，坦然面对生活和工作；哮喘患者减少用药甚至停止用药等。我有幸培训了该领域的许多老师，并与他们成了同事和朋友，其中一些人已经将亚历山大技巧运用到了自己的专业领域，如专业治疗、教育、瑜伽、音乐、发声、戏剧、马术和许多其他领域。

我对亚历山大技巧在身体、心理、情感和精神各个层面上的潜力充满激情。我希望这本书能为读者的人生旅途提供帮助，并为他们指明成长和发展的方向。

附录：相关联系方式

组织机构

下列国家性协会常年相互协作，并为亚历山大技巧老师制定了近乎一致的培训标准。这些协会包含 19 个国家。如果您所在国家或地区尚无全国性协会，可以参考英国协会；亚历山大技巧教师协会（STAT）的网站上有所有海外老师的名单。

澳大利亚：AUSTAT www.austat.org.au

奥地利：GATOE www.alexander-technik.at

比利时：AEFMAT www.fmalexandertech.be

巴西：ABTA www.abtalexander.com.br

加拿大：CanSTAT www.canstat.ca

丹麦：DFLAT www.dflat.dk

芬兰：FINSTAT www.finstat.fi

法国：APTA www.techniquealexander.info

德国：ATVD www.alexander-technik.org

以色列：www.alexander.org.il

荷兰：NeVLAT www.nevlat.nl

新西兰：ATTSNZ www.alexandertechnique.org.nz

挪威：NFLAT www.alexanderteknikk.no

南非：SASTAT www.alexandertechnique.org.za

西班牙：APTA www.aptae.net

瑞士：SBAT www.alexandertechnik.ch

美国：AmSAT www.amsatonline.org

英国与爱尔兰：STAT www.stat.org.uk

网　站

tensegrity.wikispaces.com 这个网站来自维基网，致力于探索张拉整体的领域，张拉整体是能量协同几何领域的一个子集。

brainsciencepodcast.com 这个播客网站由金杰·坎贝尔博士（Dr. Ginger Campbell）主持，有 100 多个播客节目和对一系列科学家的采访记录。

alexandertechnique.com 这个网站包含了大量的信息，同时也能链接到网络上可获得的关于亚历山大技巧的大部分信息。

stat.org.uk 亚历山大技巧教师协会网站，可获得有关亚历山大技巧的最新研究和新闻等各种资源。

alexanderschool.edu.au F. M. 亚历山大研究学院，提供戴维·穆尔在墨尔本和国际上相关课程与研讨会的信息，及其位于澳大利亚墨尔本的学校有关亚历山大技巧教学培训或亚历山大瑜伽教学培训的信息。

alexanderbabies.com 为婴儿和父母提供的亚历山大技巧，包含第 15 章提到的珍妮弗·凯洛提供的呼吸信息。

painscience.com 包含数百篇关于疼痛与受伤、手动疗法、运动和锻炼等领域的文章。该网站的文章研究充分，充满怀疑态度，颇有主见，只是偶尔带有偏见，由保罗·英格拉哈姆（Paul Ingraham）以一种引人入胜的通俗风格主编。

Yogaforums.com 包含一系列文章和讨论。

yogajournal.com 瑜伽杂志网站，收集了大量来自《瑜伽》杂志的过期文章。

intensiondesigns.com 包含汤姆·弗莱蒙斯（Tom Flemons）的许多照片和文章，其中两张关于张拉整体的图片被用于本书第 11 章。

accesstoinsight.org 小乘佛教有关洞察力的网站。这个网站上有 2000 多页，包含数百本书籍、文章和佛经翻译，其中囊括大量巴利经藏的优秀译文。

dhammatalks.org 有关法师讲法及坦尼沙罗比丘的著作。

术语表

体式（Asana）：姿势、瑜伽体式；每个瑜伽体式的梵文术语均以"asana"结尾，如"Paschimottanasana"。

脉轮（Chakra）：梵文术语，指能量轮。人体有七个主要脉轮，从会阴开始，到头顶结束（在某些系统中会位于头顶上方）。它们位于中脉（欲知更多信息，请详见昆达里尼与经脉两项词条）。

指令和亚历山大指令（Direct, direction, Alexander directions）：第6章介绍的"指令"是指通过神经系统发出的有意识或无意识的指示来开启活动。有意识的指令有助于改善起始控制。

结果导向（End-gaining）：只追求最终结果，不考虑什么样的行动手段才是真正有利的。详见第8章"全方位自我保健法"。

筋膜（Fascia）：将肌肉、器官和身体其他软组织包裹、分离或捆绑在一起的纤维结缔组织层或组织带。

低碳酸血症（Hypocapnia）：一种缺乏二氧化碳导致的血液过碱的病症。

克制（Inhibition）：停止或防止惯性不良反应。参见第6章的"克制"一节。

屏息（Kumbakha）：吸气或呼气后的呼吸暂停。

昆达里尼（Kundalini）：位于脊柱底部的原始能量，被描述为女神、萨克蒂或盘绕的蛇，等待被哈他瑜伽或其他练习唤醒。

边缘系统（Limbic system）：大脑中主要负责我们情感生活的一组结构。下丘脑是其中的一部分，负责调解自主神经系统。

行动手段（Means whereby）：如何有效地执行一项行动。参见第 8 章"全方位自我保健法"。

机制（Mechanisms）：亚历山大有时将身体比喻为机器，所以这里的机制指全身的活动。

经脉（Nadis）：梵文术语，指能量流经的通道。三个关键能量通道分别是中脉（Sushumna，从会阴直接到达头顶）、左脉（Ida）和右脉（Pingala），它们源于会阴，分别上升至左鼻孔和右鼻孔时，在五个脉轮的左右两侧交替移动。人体内有一个由许多经脉组成的网络，将能量分配到身体各个部位。

巴利语（Pali）：最早佛经的语言。

机械优势位置（Position of mechanical advantage）：在《最优秀的遗传素质》一书中，亚历山大将其描述为一个"可能是也可能不是正常位置"的位置，它能帮助老师通过手动指导来让学员快速进入协调状态。亚历山大技巧课堂中最常见的机械优势位置是猴式。

普拉那（Prana）：梵文术语，表示生命力或宇宙能量。

调息（Pranayam）：字面意思是"能量的延伸"。它包括有意识地调节呼吸模式，可以改变通过身体的呼吸气流。调息属于帕坦伽利八支瑜伽中的第四支。

起始控制（Primary control）：头部与颈部、躯干和其他部位的关系。请参见第 7 章"如何实现健康的协调性：起始控制"。

心理物理学（Psychophysical）：人的所有方面的基本相互关系：精神、身体、情绪、认知等。参见第 4 章"自我运用"中的"对心物一元的理解"一节。

业力（Samskara）：佛教巴利文中的"Sankara"，指的是前世和今世的经历在头脑中留下的印象或印记。它决定着一个人的性格、行为和反应。

梵文（Sanskrit）：一种古老的北印度语言，许多瑜伽经典都是用这种语言写成的。

半仰卧屈膝式（Semisupine position）：仰卧，头枕于书上，脚靠在地面上，屈膝。参见第 16 章"如何休息才能有益健康"。

佛经（Sutra）：格言或印度教、佛教及耆那教经文的集合。

佛经（Sutta）：巴利语表述版本。

运用（Use）：一个人进行所有生活活动的方式，以及有助于形成使用方式的基本条件。参见第 4 章"自我运用"。

习气（Vasana）：瑜伽和佛教术语，指影响一个人当前行为的一种倾向。经常与术语"业力"联系在一起。

参考资料

关于亚历山大技巧的文献很多，关于瑜伽的文献也很多，如果你想进一步阅读有关这些主题的材料，我建议从以下列出的书籍和期刊开始（中文均为暂译名，请主要参考原名）。

亚历山大技巧

《亚历山大技巧：生活的技术》，著者：佩德罗·德·阿尔坎塔拉
Alexander Technique: A Skill for Life, by Pedro de Alcantara

《身体的学习》，著者：迈克尔·盖尔布
Body Learning, by Michael Gelb

《指令：通向亚历山大技巧之旅》
Direction: A Journal on the Alexander Technique

《拓展自身：亚历山大技巧如何改变我的生活》，著者：戈达德·宾克利
Expanding Self: How the Alexander Technique Changed My Life, by Goddard Binkley

《自由去改变》，著者：弗兰克·皮尔斯·琼斯
Freedom to Change, by Frank Pierce Jones

《F. M. 亚历山大：人生与事业》，著者：露莉·韦斯特费尔特
F. Matthias Alexander: The Man and His Work, by Lulie Westfeldt

《如何学习亚历山大技巧》，著者：芭芭拉·科纳布尔
How to Learn the Alexander Technique, by Barbara Conable

《精神与肌肉》，著者：伊丽莎白·兰福德
Mind and Muscle, by Elizabeth Langford

《自我运用》，著者：F. M. 亚历山大
Use of the Self, by F. M. Alexander

瑜　伽

《薄伽梵歌》（*Bhagavad Gita*），这部经典有很多译本，每个译本都有自己的长处和短处。企鹅经典出版的由胡安·马斯卡罗（Juan Mascaro）翻译的作品就是一部优秀的范例。

《帕坦伽利瑜伽经》（*Yoga Sutras of Patanjali*），这部著作有很多译本（解读本）。当他们从与原文本的世界观格格不入的吠檀多和 / 或密宗的观点来解读作品时，大多数人并不能准确地表达其精髓。芭芭拉·斯托勒-米勒（Barbara Stoller-Miller）翻译的《瑜伽：自由的纪律》（*Yoga：The Discipline of Freedom*）是一个优秀的介绍文本。

《延展：瑜伽为基础，每天 20 分钟，放松、释放和恢复 35 岁以上人群的压力疲劳》（*ExTension: The 20-Minute-a-Day, Yoga-Based Program to Relax, Release & Rejuvenate the Average Stressed-Out Over-35-Year-Old-Body*），著者：山姆·德沃伊斯（Sam Dworkis）。

《健康、疗愈和超越：克里希那玛查亚的生活传统》（*Health Healing and Beyond: The Living Tradition of Krishnamacharya*），著者：T. K. V. 德斯卡查尔（T.

K. V. Desikachar）。

《你的身体，你的瑜伽》（*Your Body Your Yoga*），著者：伯尼·克拉克（Bernie Clark）。本书出版于 2016 年，介绍了在练习或教授瑜伽时需要考虑的解剖学因素。这本书对于瑜伽老师来说是一本必备读物，但对于普通读者来说可能有点艰深。

《你的身体：现代体式练习的起源》（*Yoga Body: The Origins of Modern Posture Practice*），著者：马克·辛格尔顿（Mark Singleton）。

《瑜伽之书》（*Yoga Tradition*），著者：格奥尔格·费尔斯坦（Georg Feuerstein）。

冥想与灵修

《无信仰的佛教》，著者：斯蒂芬·巴切勒
Buddhism without Beliefs, by Stephen Batchelor

《庄子之道》，著者：托马斯·莫顿
Way of Chuang Tzu, by Thomas Merton

《鲁米精选》，译者：科尔曼·巴克斯
Essential Rumi, interpreted by Coleman Barks

《冥想入门》，著者：埃里克·哈里森
Meditation 101, by Eric Harrison

《内心的路》，著者：杰克·康菲尔德
Path with Heart, by Jack Kornfield

《禅修冥想入门》，著者：铃木俊隆
Zen Mind Beginners Mind, by Shunryu Suzuki

引文与注释

第 1 章　我的故事

1. Basavanna, trans. A. K. Ramanujan, Speaking of Siva (Harmondsworth, Middlesex, UK, Penguin, 1973), 88.
2. F. M. Alexander, Aphorisms (London, Mourtiz, 2000) 66.

第 2 章　瑜伽基础概览

1. Georg Feuerstein, *The Yoga Tradition: Its History, Literature, Philosophy and Practice* (Chino Valley, AZ: Hohm Press, 2001).
2. Mark Singleton, *Yoga Body: The Origins of Modern Posture Practice* (Oxford: Oxford University Press, 2010).
3. N. E. Sjoman, *The Yoga Tradition of the Mysore Palace* (New Delhi: Abhinav, 1999).

第 3 章　什么是亚历山大技巧

1. Patrick Macdonald, *The Alexander Technique: As I See It* (Brighton: Alpha Press, 2006), 86.
2. Tinbergen, "Ethology and Stress Diseases," Science 185, no. 4145 (1974): 20–27.
3. F. M. Alexander, *The Universal Constant in Living* (London: Chaterson, 1947), 93.

第 4 章　自我运用

1. 摘自 Elizabeth Langford, *Mind and Muscle* (Antwerp: Garant, 1999)。
2. Friedrich Nietzsche, trans. Walter Kaufmann and R. J. Hollingdale, *Will to Power* (New York: Vintage, 1968) 314.

第 5 章　自我诊断有益于瑜伽练习

1. Tinbergen, "Ethology and Stress Diseases."

2. Parker Palmer, *The Courage to Teach: Exploring the Inner Landscape of a Teacher's Life*, 10th anniv. ed. (San Francisco: Jossey Bass, 2007), 42.

第 6 章　管理不良习惯

1. William James, *Talks to Teachers on Psychology* (New York: Holt, Kindle ed., 1925), 580.

2. John Dewey, *Human Nature and Conduct* (New York: Holt, 1922), 72.

3. Stephen Batchelor, *Buddhis m Without Beliefs* (London: Bloomsbury, 1998), 6.

4. Dewey, *Human Nature and Conduct*, 66.

5. Charles Scott Sherrington, printed in F. M. Alexander, *The Universal Constant in Living* (London: Chaterson, 1947), 90.

6. F. M. Alexander, *Constructive Conscious Control of the Individual* (Bexley, Kent: Integral Press, 1955), 109.

7. Chales Scott Sherrington, printed in F. M. Alexander, *The Universal Constant in Living* (London: Chaterson, 1947),90.

8. 有关术语"机制",亚历山大是指整个身体在活动时的各个部位(见术语表)。F. M. Alexander, *Use of the Self* (Bexley, Kent: Integral Press, 1955), 13.

9. F. M. Alexander, *Constructive Conscious Control of the Individual* (Bexley, Kent: Integral Press, 1955), 109.

10. Macdonald, *The Alexander Technique: As I See It*, 67.

11. 同上条, 64。

12. Walter Carrington, *Thinking Aloud: Thoughts on Teaching the Alexander Technique* (Berkeley, CA: Mornum Time Press, 1994), 36.

13. 同上条。

14. Marjorie Barstow, "Aphorisms," 1998, accessed January 9, 2015, http://www.marjoriebarstow. com/ aphorisms/.

15. Catherine Preston and Roger Newport, "Analgesic Effects of Multisensory Illusions in Osteoarthritis," *Rheumatology* 50, no. 12 (2011): 2314–2315.

16. John Dewey, *Introduction to Use of the Self* (Bexley, Kent: Integral Press, 1955), xxi.

第 7 章　如何实现健康的协调性：起始控制

1. Rudolph Magnus, "Of Some Results of Studies in the Physiology of Posture," *The Lancet* (September 11 and September 18, 1926), 6.

2. George Coghill, printed in F. M. Alexander, *The Universal Constant in Living* (London:

Chaterson, 1947), 120.

3. Magnus, "Of Some Results of Studies in the Physiology of Posture," 6.

4. F. M. Alexander, *Aphorisms* (London: Mouritz 2000), 69.

5. Jonathan Cole, *Pride and a Daily Marathon* (Cambridge, MA: Bradford Books, 1995).

6. Alexander, *Use of the Self*, 17.

7. 同上条，22。

8. G. R. de Beer, "How Animals Hold Their Heads," Presidential address, *Proceedings of the Linnean Society of London* 159 (1947), 138.

9. Tristan D. M. Roberts, *Neurophysiology of Postural Mechanisms* (London: Butterworths, 1967), 203.

第 8 章　全方位自我保健法

1. F. M. Alexander, *The Universal Constant in Living* (London: Chaterson, 1947), 93.

2. Swami Svatmarama, *Hatha Yoga Pradipika*, trans. Pancham Sinh (n.d.), 32.

3. F. M. Alexander, *Constructive Conscious Control of the Individual* (Bexley, Kent: Integral Press, 1955), 57–58.

4. 梵文术语"业力"在《帕坦伽利瑜伽经》里面被用来表达习惯模式。指从过去的经历中产生的印象，形成了影响未来反应和行为的欲望及恐惧。它们是从动作和选择中积累起来的倾向，在瑜伽传统中被认为是一生积累的，我们越重复特定的动作或行为，就越强化轮回。实际上，我们被潜意识和看不见的力量操纵。瑜伽的目的是消除业力的后果。术语"业力"和"习气"几乎可以互换使用，可以翻译为"特征"或"倾向"。

第 9 章　亚历山大技巧课程的主要内容

1. F. M. Alexander, *Aphorisms* (London: Mouritz 2000), 69.

2. Louise Morgan, *The Philosopher's Stone: Diaries of Lessons with F. Matthias Alexander,* ed. Jean Fischer (London: Mouritz, 1998), 51.

3. F. M. Alexander, *Man's Supreme Inheritance* (London: Chaterson, 1946), 170–171.

第 10 章　用个性化方法避免受伤

1. Monica Hubal et al., *Medicine and Science in Sports and Exercise* 37, no. 6 (2005): 964–972.

2. 过度活动也可能与相对罕见的胶原蛋白弹性过大的疾病有关，例如埃勒斯−当洛综合征和马方综合征，有时可能无法被诊断出来。

3. Robynn Hickmott, "Joint Hypermobility Syndrome," *Medical Observe*r (2013).

4. Cynthia Weppler Holzman and S. Peter Magnusson, "Increasing Muscle Extensibility: A Matter of Increasing Length or Modifying Sensation," *Physical Therapy* 90, no. 3 (2010): 438–449.

5. Australian Institute of Sport, *The Warm Up and Cool Down* (Canberra: Australian Sports Commission, 2010).

6. William J. Broad, *The Science of Yoga* (New York: Simon and Schuster, 2012).

7. Peter T. Katzmarzyk et al., "Sitting Time and Mortality from All Causes, Cardiovascular Disease, and Cancer," *Medicine and Science in Sports and Exercise* 41, no. 5 (2009): 998–1005.

8. Timothy McCall, *Yoga as Medicine: The Yogic Prescription for Health & Healing: A Yoga Journal Book* (New York: Bantam Books, 2007), 449–500.

第 11 章 解剖意识与能量流

1. Landolf Rhode-Barbarigos et al., "Deployment Analysis of a Pentagonal Tensegrity-Ring Module," *10e colloque national en calcul des structures* (2011).

2. Stephen M. Levin, *Tensegrity Wikispaces*, accessed March 17, 2015, http://tensegrity. wikispaces. com/ Levin,+Stephen+M.

3. Thomas W. Myers, Section 314. P. 314, in *A Fuller View: Buckminster Fuller's Vision of Hope and Abundance for All*, ed. Steven Sieden (Studio City, CA: Divine Arts, 2012).

4. 同上条，93。

5. Alfonse T. Masi and John Charles Hannon, "Human Resting Muscle Tone (HRMT): Narrative Introduction and Modern Concepts," *Journal of Body Work and Movement Therapies* 12 , no. 4 (2008): 320–332.

6. Stephen M. Levin, "Tensegrity: The New Biomechanics," accessed November 14 , 2014, www.biotensegrity.com /tensegrity new biomechanics.php.

7. Stephen M. Levin, *Biotensegrity and Dynamic Anatomy* (Stephen S Levine, 2006), DVD.

8. Tom Flemons, "The Bones of Tensegrity," copyright 2012 , accessed May 15 , 2015, www. intensiondesigns.com/ bones of_ tensegrity.html.

9. Levin, "Tensegrity: The New Biomechanics."

10. Alexander, *Man's Supreme Inheritance*, 125.

11. Stuart McGill, *Ultimate Back Fitness and Performance*, 4th ed. (Backfit, 2009), 70.

12. Theo Mulder and Wouter Hulstyn, "Sensory Feedback Therapy and Theoretical Knowledge of Motor Control and Learning," *American Journal of Physical Medicine* 63, no. 5 (1984): 226–244.

13. "Core (anatomy)," *Wikipedia*, accessed July 14, 2014, http://en.wikipedia.org/wiki/ Core_%28anatomy%29.

14. 引用于 Rachel Brahinsky, "Core Purpose," *Yoga Journal* (August 2007)。

15. Eyal Lederman, "The Myth of Core Stability," *Journal of Bodywork & Movement Therapies* 14 (2010): 84–98.

16. Glenn Withers, "Scientific Response to the Article: The Core Stability Myth," *The Times* (August 10, 2010).

17. Karen J. Sherman et al., "Mediators of Yoga and Stretching for Chronic Low Back Pain," *Evidence-Based Complementary and Alternative Medicine* (2013).

18. Gabrielle Van der Velde and Dale Mierau, "The Effect of Exercise on Percentile Rank Aerobic Capacity, Pain, and Self-Rated Disability in Patients with Chronic Low-Back Pain: A Retrospective Chart Review," *Archives of Physical Medicine and Rehabilitation* 81, no. 11 (2000): 1457–1463.

19. Mamoru Ariyoshi et al., "Efficacy of Aquatic Exercises for Low Back Pain," *Kurume Medical Journal* 46 (1999): 91–96.

第 12 章　疼痛管理

1. Fernando Cervero, *Understanding Pain* (Cambridge, MA: MIT Press, 2012), 16.

2. James W. Watts and Walter Freeman, "Psychosurgery for the Relief of Unbearable Pain," *Journal of the International College of Surgeons* 9 (1945): 679–683.

3. Rodriguez-Raecke et al., "Deployment Analysis of a Pentagonal Tensegrity-Ring Module."

4. Patrick H. Finan et al., "Discordance Between Pain and Radiographic Severity," *Arthritis and Rheumatism* 65, no. 2 (2013): 363–372.

5. G. Lorimer Moseley et al., "Visual Distortion of a Limb Modulates the Pain and Swelling Evoked by Movement," *Current Biology* 18, no. 22 (2008): 1047–1048.

6. Preston and Newport, "Analgesic Effects of Multisensory Illusions in Osteoarthritis."

7. Cervero, *Understanding Pain*, 71.

8. Tim Parks, *Teach Us to Sit Still: A Sceptic's Search for Health and Healing* (London: Harvill Secker, 2010), 127–131.

9. Alexander, *The Universal Constant in Living*, 93.

第 13 章　瑜伽与神经可塑性及自主神经系统的关系

1. William James, *Talks to Teachers on Psychology* (New York: Holt, Kindle ed., 1925), 580.

2. 诺曼·道奇（Norman Doidge）在他的书的第五章介绍了中风后的康复这一主题。其中一个例子是，女演员帕特里夏·尼尔（Patricia Neal）经过丈夫罗尔德·达尔（Roald Dahl）实施非常严格的治疗方案后，从几乎致命的中风中恢复过来。巴里·法雷尔（Barry Farrell）在《帕特与罗尔德》（*Pat And Roald*）一书中描述了这一过程。*The Brain That Changes Itself* (Melbourne: Scribe, 2007).

3. Cervero, *Understanding Pain*, 73.

4. Georg Feuerstein, *The Yoga Tradition: Its History, Literature, Philosophy and Practice* (China Valley, AZ: Hohm Press, 2001).

5. Paulo T. V. Farinatti et al., "Acute Effects of Stretching Exercise on the Heart Rate Variability in Subjects with Low Flexibility Levels," *Journal of Strength & Conditioning Research* 25, no.

6 (2011): 1579.

6. Alexander, *Man's Supreme Inheritance*, 14.

第 14 章　妊　娠

1. 科克伦图书馆发表了一篇评论文章，回顾了 22 项有关第二产程妇女体位的试验。他们发现，那些使用直立姿势分娩的人：
   · 产钳或真空助产的概率降低 23%；
   · 外阴切开术的概率降低 21%；
   · 二度撕裂的概率增加 35%，除非是在无额外撕裂风险的情况下使用产垫；
   · 胎心率异常模式降低 54%；
   · 失血超过 500 毫升的可能性增加 65%。
   这篇论文的作者质疑失血统计的准确性，因为它是基于护理人员的估计，而这不是一种可靠的评估方法。在测量推入时间、剖宫产率、会阴三度或四度撕裂、需要输血、进入新生儿重症监护病房或围产期婴儿死亡方面，两组之间没有差异。这篇综述的作者用通俗易懂的语言总结道："应该鼓励女性以舒适的姿势分娩，通常可以是直立的。在传统文化中，女性自然会以直立的姿势分娩，比如跪下、站立或蹲下。在西方社会，医生指导妇女进行仰卧分娩，有时她们的腿被箍筋抬起。本综述包括 22 项研究（涉及 7280 名妇女）。对试验的回顾发现，这些研究的质量并不高，但它们表明当女性仰卧分娩时是有更多的机会进行助产的，例如使用产钳，要求切割产道的可能性更高，但失血量较少。有关方面还需要更多的研究。" Janesh K.Gupta, G. Justus Hofmeyr, and Manjeet Shehmar, "Position in the Second Stage of Labour for Women without Epidural Anaesthesia," *Cochrane Library* (Editorial Group: Cochrane Pregnancy and Childbirth Group, 2012).

第 15 章　呼吸、正念和冥想

1. F. M. Alexander, *Aphorisms* (London: Mouritz 2000), 69.

2. F. M. Alexander, *Man's Supreme Inheritance* (London: Chaterson, 1964), 170–171.

3. Alexander, *Man's Supreme Inheritance*, 190.

4. Jennifer Kellow, *Alexander's Preterm Birth. 2008 in Congress Papers of the 8th International Congress of the F. M. Alexander Technique Vol 2.* (London: STAT Books, 2009), 254.

5. David M. Mannino et al., *Surveillance for Asthma—United States 1960–1995.* (Division of Environmental Hazards and Health Effects National Center for Environmental Health, and Council of State and Territorial Epidemiologists, USA), 1998, accessed May 21, 2015, http://www.cdc.gov/mmwr/preview/mmwrhtml/00052262.htm.

6. Centers for Disease Control and Prevention, "Asthma in the US: Vital Signs," 2011, accessed June 1, 2015, www.cdc.gov/vitalsigns/asthma.

7. Kellow, *Alexander's Preterm Birth. 2008 in Congress Papers of the 8th International Congress of the F. M. Alexander Technique Vol 2*, 254.

8. F. M. Alexander, *Introduction to a New Method of Respiratory Vocal Re-education*, reprinted in F. M. Alexander, Articles and Lectures (London: Mouritz, 2001), 60–61.

9. Alexander, *Man's Supreme Inheritance*, 89.

10. Thanissaro Bhikkhu, "Mindfulness Defined", 2008, accessed February 16, 2017, http://www.katinkahesselink.net/tibet/mindfulness-thanissaro.html.

11. Thanissaro Bhikkhu, *Handful of Leaves. Vol 4 : An Anthology from the Anguttara Nikaya* (Metta Forest Monastery, 2003), 195–196.

12. Pons asinorum，字面意思是"驴桥"，用来比喻一个代表着对能力或理解力进行关键考验的问题。Alexander, *Use of the Self*, 20。

13. Eric Harrison, *Mindfulness 101* (Perth Meditation Centre, 2013).

第 16 章　如何休息才能有益健康

1. Paul Little et al., "Randomised Controlled Trial of Alexander Technique Lessons, Exercise, and Massage (ATEAM) for Chronic and Recurrent Back Pain," *British Medical Journal 337*, no. a884 (2008).

2. 改编自 Brennan, Change Your Posture, Change Your Life (London: Watkins (2012), 156。这一章的大部分内容都取自或改编自费奥纳·布赖恩特撰写的《身体地图手册》，这本手册是 F. M. 亚历山大研究学院培训生使用的练习册。

第 17 章　山式与优美仪态

1. William Brenner, "Practical Marj," *Direction Journal* 1, no. 2 (1987).

2. Dewey, *Human Nature and Conduct*, 28–30.

3. B. K. S. Iyengar, *Light on Yoga* (London: Thorsons, 2001), 40.

4. John Schumacher, "Preparing for Inversions," *Yoga Journal* 91 (July/August 1990): 70.

5. Abigail Ellsworth, *Anatomy of Yoga: An Instructor's Inside Guide to Improving Your Poses* (Heatherton, Vic, Australia: Hinkler, 2010), 32.

6. David H. Coulter, *Anatomy of Hatha Yoga: A Manual for Students, Teachers, and Practitioners* (Honesdale, PA: Body and Breath, 2001), 228.

7. Georgia Giblin, "Keep Your Eye off the Ball: Secrets of Elite Tennis Coaching," 2013, accessed May 15, 2015, *theconversation.com/keep-your-eye-off-the-ball-the-secrets-of-elite-tennis-coaching.*

8. Mabel E. Todd, *The Thinking Body* (New York: Dance Horizon Books, 1980), 102.

第 19 章　猴式与蹲姿

1. "完全弯曲的脊柱与背部伸肌的肌电沉默、后方被动组织的紧张和腰椎的高剪切力（都来自上半身的反应剪切和棘间韧带拉伤）有关"，而"脊柱中立位会动员腰部肌群，并使纤维排列以支持剪切力"在斯图尔特·麦吉尔使用的例子中，完全弯曲的姿势在腰椎上产生了 1900 牛的剪切负荷，而另一个则将剪切负荷降低到大约 200 牛，这是一个巨大的变化。Stuart McGill, *Low Back Disorders* (Champaign, IL: Human Kinetics 2007), 102.

2. Galen Cranz, *The Chair: Rethinking Culture, Body, and Design* (New York: Norton, 2000), 35.

第 21 章　扭转体式

1. David Gorman, *Body Moveable. Vol. 1: Trunk and Head* (London: David Gorman, 1981), 56.

第 24 章　后弯体式

1. McGill, *Low Back Disorders*, 91.

第 28 章　倒立体式

1. Iyengar, *Light on Yoga*, 151.
2. 同上条，149。
3. 同上条，171。
4. Yoga Journal Staff, "A Closer Look at Inversions," *Yoga Journal*, Issue 203 (2007).
5. Robert Bertschinger Dimiter et al., "Yoga Can Be Dangerous: Glaucomatous Visual Field Defect Worsening Due to Postural Yoga," *British Journal of Ophthalmology* 91, no. 10 (2007): 1413–1414.

第 29 章　支撑体式的各种变式

1. 平均每天只做 1.5 分钟，每周 6 天，持续 2 个月，青少年、成年患者的特发性脊柱侧弯曲度平均减少 32%。这项有 25 名参与者参加的试验是以评估盲法和 X 射线为基础的，它使用标准的 Cobb 方法来测量结果。考虑到大多数特发性脊柱侧弯患者的曲度可能会逐渐恶化，这个结果已相当显著了。Loren M. Fishman, Erik J. Groessel, and Karen J. Sherman, "Serial Case Reporting Yoga for Idiopathic and Degenerative Scoliosis," *Global Advances in Health and Medicine* 3, no. 5 (2014): 16–21.

结　语

1. Aldous Huxley, *Ends and Means* (London: Chatto and Windus, 1941), 223.

图书在版编目（ＣＩＰ）数据

瑜伽与身心智慧：通过亚历山大技巧矫正旧习、提
升表现 /（澳）戴维·穆尔著；王盈译. -- 北京：中
国友谊出版公司, 2022.4
ISBN 978-7-5057-5426-3

Ⅰ . ①瑜… Ⅱ . ①戴… ②王… Ⅲ . ①瑜伽—基本知
识 Ⅳ . ① R793.51

中国版本图书馆 CIP 数据核字 (2022) 第 026852 号

著作权合同登记号　图字：01-2021-7591

书名	瑜伽与身心智慧：通过亚历山大技巧矫正旧习、提升表现
作者	［澳］戴维·穆尔
译者	王　盈
出版	中国友谊出版公司
发行	中国友谊出版公司
经销	新华书店
印刷	天津中印联印务有限公司
规格	720×1040 毫米　16 开
	18.75 印张　265 千字
版次	2022 年 4 月第 1 版
印次	2022 年 4 月第 1 次印刷
书号	ISBN 978-7-5057-5426-3
定价	60.00 元
地址	北京市朝阳区西坝河南里 17 号楼
邮编	100028
电话	（010）64678009